电脑族的自我保健书

hold住你的健康！

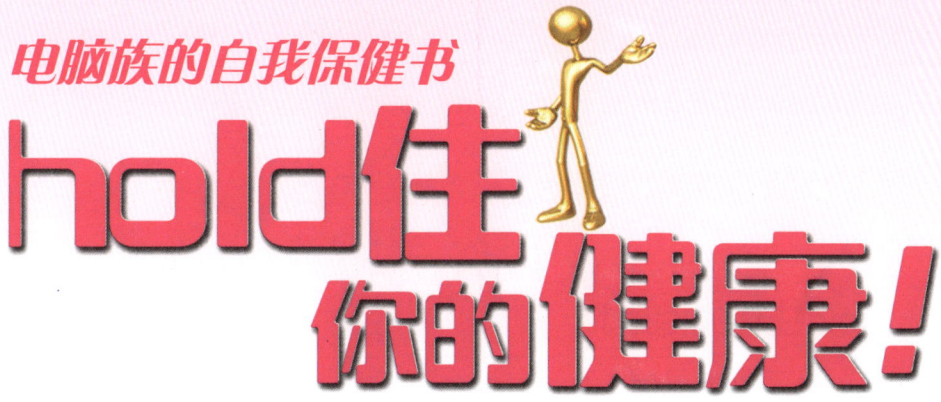

刘长信◎主编

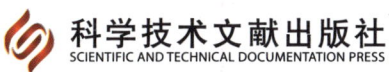

科学技术文献出版社
SCIENTIFIC AND TECHNICAL DOCUMENTATION PRESS

图书在版编目（CIP）数据

Hold你的健康！电脑族的自我保健书　/刘长信主编.
——北京：科学技术文献出版社，2012.1
ISBN 978-7-5023-7122-7

Ⅰ.①H… Ⅱ.①刘… Ⅲ.①保健—基本知识 Ⅳ.①R161

中国版本图书馆CIP数据核字（2011）第258455号

hold住你的健康！

策划编辑：樊雅莉　　责任编辑：樊雅莉

出版者	科学技术文献出版社
地　址	北京市复兴路15号　邮编100038
编务部	010-58882938，58882087（传真）
发行部	010-58882868，58882866（传真）
网　址	http://www.stdp.com.cn
发行者	科学技术文献出版社发行　全国各地新华书店经销
印刷者	三河汇鑫印务有限公司
版　次	2012年1月第1版第1次印刷
印　数	1—30000册
开　本	787×1092　16开
字　数	185千
印　张	12.25
书　号	ISBN 978-7-5023-7122-7
定　价	32.00元

版权所有　违法必究

购买本社图书，凡字迹不清、缺页、倒页、脱页者，本社发行部负责调换

北京市科学技术普及专项课题

中医自我防治"电脑病"的科普推广

委托单位： 北京市科学技术委员会
承担单位主管部门： 北京中医药大学
承担单位： 北京中医药大学东直门医院
课题负责人： 刘长信

编委会主任： 朱世龙
编委会副主任： 张　信　张宇蕾　刘长信
编委成员： 王锡友　孟祥奇　王　福　刘　景　李多多　张　洋
　　　　　　孙文博　郭俊海

序 言
让电脑族远离电脑病

随着电脑和互联网的普及，越来越多的人工作和生活几乎离不开电脑，甚至是需要长时间与电脑相伴。电脑带给人们各种各样的便利，也给大家的身体带来不小的麻烦。

有人使用电脑时忽略正确的姿势，有的人办公室的设计欠佳（例如键盘摆放位置过高或过低、鼠标的位置不对等等），有的人长时间持续工作、缺乏休息，身体过度疲劳。以上种种因素，导致颈椎病、"鼠标手"、肩周炎、"学生肘"、干眼症、失眠等20种慢性病危害着电脑使用者的健康。因为这些疾病的发作，往往与电脑使用不当相关，所以大家把这些疾病称为"电脑病"。更为严重的是，我们的临床和调查都发现，在20～50岁的上班族中，"电脑病"患者的数量呈现出飞速上涨的趋势，已经严重影响他们的生活质量和工作效率，并且造成沉重的经济负担和社会负担。

推广电脑病的防治知识，是我们义不容辞的责任。

在北京市科委科普专项资金的资助下，我们组织了北京东直门医院推拿科的一批专家，开展《中医自我防治"电脑病"的科普推广》的科研课题研究，本书是这个课题成果的结晶。

这个科研项目自2009年开始，进行了1年多，大致经历过四个阶段：电脑病常见病种的确立、流行病学数据调查、防治手段的归纳整理、科普图书的出版。

在第一阶段，我们的医生科研团队，根据多年的临床观察，并结合国内外相关医学数据的汇总和分析，列出了数十种与电脑不当使用相关的慢性病类型，经过医院内外多名专家的审核，最终确定了20种最具典型性的病种：颈椎病、肩周炎、鼠标手、学生肘、手指关节僵硬疼痛和活动受限、腰痛、背部疼痛、膝关节疼痛、头晕、胸闷心悸、干眼症、消化不良、下肢静脉曲张、肥胖、失眠、焦虑症、疲劳综合征、健忘、皮肤病、头痛。

在第二阶段，我们制作了20种电脑病的详细问卷，向人民日报社、中国大百科全书出版社、法制晚报社、清华大学出版社、中国保健营养杂志社、中国化工信息中心、爱立信中国通信有限公司、北京博雅光华教育发展有限公司、健康时报社等多家单位发放了3000份问卷，回收有效问卷2000份。

经过归纳整理，我们得出了以下统计结果：

颈椎病：1852位受访者选择了这一项，占受访人群的百分比为92.6%；

腰痛：1824位受访者选择了这一项，占受访人群的百分比为91.2%；

背部疼痛：1728位受访者选择了这一项，占受访人群的百分比为86.4%；

干眼症及眼涩、眼花、视物模糊、易有血丝等症状：1692受访者选择了这一项，占受访人群的百分比为85.2%；

消化系统症状（因使用电脑久坐而致的胃肠疾病、消化功能减退等）：1704位受访者选择了这一项，占受访人群的百分比为82.4%；

失眠：1588位受访者选择了这一项，占受访人群的百分比为79.4%；

疲劳综合征：1524位受访者选择了这一项，占受访人群的百分比为76.2%；

肤色肤质变差、易干燥、常见黑头粉刺等皮肤症状：1476位受访者选择了这一项，占受访人群的百分比为73.8%；

肩周炎：1388位访者选择了这一项，占受访人群的百分比为69.4%；

鼠标手：1364位受访者选择了这一项，占受访人群的百分比为68.2%；

学生肘：1316位受访者选择了这一项，占受访人群的百分比为65.8%；

膝关节疼痛、伸膝不适、蹲下起立或下蹲受限等表现：1280位受访者选择了这一项，占受访人群的百分比为64%；

手指关节僵硬疼痛、活动受限：1256位受访者选择了这一项，占受访人群的百分比为62.8%；

头晕：1248位受访者选择了这一项，占受访人群的百分比为62.4%；

胸闷、心悸：1224位受访者选择了这一项，占受访人群的百分比为61.2%；

健忘：1156位受访者选择了这一项，占受访人群的百分比为57.8%；

头痛：1144位受访者选择了这一项，占受访人群的百分比为57.2%；

焦虑症：1144位受访者选择了这一项，占受访人群的百分比为57.2%；

肥胖：704位受访者选择了这一项，占受访人群的百分比为35.2%；

静脉曲张：432位受访者选择了这一项，占受访人群的百分比为21.6%。

在第三阶段，我们开始系统地探索和总结这20种常见病的病理基础、危害性、治疗手段和患者日常护理措施。

在归纳病理基础时，将重点放在不适当的电脑使用方法为什么会导致或加重这种疾病上。

在总结疾病的危害时，重点放在电脑族如果忽视这些症状，会产生哪些严重后果。

在归纳治疗手段时，借鉴了东直门医院推拿科多种临床上卓有成效的疗法，特别是综合推拿、牵引、中药泡洗等特色疗法，并坚持以下几个标准：一是动作简单易学，自我操作性强，适宜推广；二是用药形式以泡洗为主，简单易用；三是成本低廉；四是无任何副作用。在实施这些治疗措施时，我们还选定一定人群进行规定时间深入的疾病防治指导以及随访观察，确定诊疗套路的具体可行性及效果。

在探讨患者的日常护理和防治要点时，我们专门考虑到电脑族这个群体特殊的工作生活特点，有针对性地提出了防治建议。

第四阶段，我们在组织书稿的编写时，考虑到电脑族多为中青年人群，他们的工作和生活富有时尚气息，所以书稿的内容不能太死板，要有时代气息，让他们乐于接受。为此，在出版社编辑人员的配合下，我们邀请专业的摄影师进行图片拍摄。医生在拍摄现场手把手地教会模特按摩手法，保证动作正确无误、同时兼顾图片的视觉冲击力。

我们认为，这本书主要是给非医学专业的电脑族看的。因此，在病理、生理等专业性较强的部分，我们尽可能以简洁的语言把这种疾病的成因说清楚，让读者有一个明确的概念就可以了，而把主要的篇幅用在读者平时可以怎么做上面。

我们认为，应该引导读者形成这样一个观念：身体有了问题，首先应该是找正规的医院和专业的医生进行诊疗；在医生的指导下，自己采取简单无害的辅助治疗措施。这本书里介绍的所有手段，都不可能代替医生的治疗。因此，读者能做的，只是出了医院之后，自己在家里或者办公室中的护理和预防措施。当然这些方法也很重要，医生的治疗同样无法代替患者本身的防治手段。只有医生和患者两边都做到位了，病才能治好。

希望通过这本书的出版，解除广大电脑族的疾病困扰，提高健康意识；减少广大患者的就医负担，节约国家相应的医疗经费，将有限的的医疗资源更合理有效地使用。有不当之处，欢迎广大读者和专家指正。

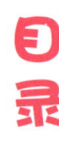

自己巧动手，解除颈椎病

电脑族的大难题——颈椎病 / 014

颈椎出毛病，后果很严重 / 014

坚持腿疗，效果不错 / 014

坚持颈、肩部肌肉功能锻炼 / 015

保护颈椎的11个小妙招 / 018

生活细节勤注意 / 021

正确使用枕具，预防颈椎病 / 021

腰痛发病率仅次于感冒

长期使用电脑，提高了腰痛的发病率 / 026

腰痛危害必须高度重视 / 026

巧用腿疗补肝肾、强筋骨 / 027

坚持自我按摩，强健腰肌功能 / 028

日常6个小动作，帮你远离腰痛 / 029

防治腰痛从日常细节做起 / 030

背部疼痛莫大意

工作姿势不对，损伤背部肌肉 / 034

被背痛缠上危害大 / 034

背痛的表现有哪些 / 035

腿疗是一种理想的治疗方法 / 035

按摩肩背，缓解疼痛 / 036

日常生活中，发生背痛怎么办 / 038

预防腰酸背痛有妙招 / 040

莫让电脑吸干我的泪

紧盯电脑，干眼缠身 / 044

"干眼症"有什么危害 / 044

5个小窍门，预防干眼症 / 045

眼部按摩帮你赶走干眼症 / 045

西医治疗"干眼症" / 046

腿浴防治干眼症 / 047

干眼病的饮食调理 / 048

"坐"出来的消化不良

电脑减轻了工作负担，却损伤了胃肠 / 052

胃肠不好，麻烦多多 / 052

怎样治疗消化不良 / 053

按摩穴位，缓解消化不良症状 / 054

健脾理气用腿疗 / 056

从日常细节开始养胃 / 056

把丢失的睡眠找回来

提防电脑扰人清梦 / 060

给身体带来大麻烦 / 060

哪种疗法更靠谱 / 061

按摩穴位，缓解失眠症状 / 062

睡前1小时腿疗 / 065

剩茶泡腿防失眠 / 065

日常的保健措施至关重要 / 066

疲劳综合征正在蔓延

电脑族的头号大敌——疲劳综合征 / 070

疲劳是身体出问题的信号 / 070

中医治疗疲劳综合征有优势 / 071

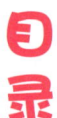

腿疗有效解疲劳 / 071
按摩穴位，缓解疲劳综合征 / 073
怎样预防疲劳综合征 / 075

"脸面问题"不是小问题

电脑"妒"容颜 / 078
面部皮肤病不是小毛病 / 078
中西医治疗各有千秋 / 079
用腿疗解决面部的问题 / 079
按摩穴位，缓解"面子病" / 080
从生活细节开始"清洁"面部 / 082

年纪轻轻，肩周炎高发

长期使用电脑，肩周炎高发 / 086
肩周炎危害不容小视 / 086
肩周炎的表现有哪些 / 087
推荐一套按摩操 / 088
腿疗是一种理想的疗法 / 089
坚持七个"小动作"，远离肩周炎 / 090
注意生活细节，预防肩周炎 / 093

当心被鼠标咬到手

鼠标手成了现代文明病 / 096
放任不管，危害极大 / 096
根据病情选择治疗方式 / 097
中医按摩可以防治鼠标手 / 097
局部熏洗，防治鼠标手 / 098
6个小动作，让你远离"鼠标手" / 099

日常生活中怎样保护手指 / 100

学生肘缠上了电脑族
电脑族为什么患上学生肘 / 104
学生肘带来不小的麻烦 / 104
局部熏蒸治疗学生肘 / 105
自我按摩，消除学生肘 / 105
3个小动作，缓解"学生肘" / 107
注意生活小细节，远离"学生肘" / 108

电脑族两成以上膝关节痛
膝关节痛越来越年轻化 / 112
膝关节痛严重影响生活质量 / 112
膝关节痛从腿疗着手 / 113
自我按摩，保护膝关节 / 114
护理膝关节的四个细节 / 116

警惕手指关节疼痛、僵硬
电脑族为什么会出现手指关节症状 / 120
手指关节症状很容易变成关节炎 / 121
止痛、镇痛是主要治疗手段 / 121
中药外洗疗法有一定效果 / 121
自我按摩，缓解症状 / 122
健指操有很好的预防作用 / 124

长期伏案，头晕目眩
半数以上的头晕都是电脑惹的祸 / 130
头晕不一定是小毛病 / 130

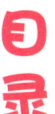

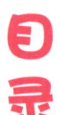

巧用腿疗治头晕 / 131
自我按摩，缓解症状 / 132
患者要注意哪些生活细节 / 133

出现胸闷别大意

久坐不动，胸闷来袭 / 138
128/胸闷是许多疾病的早期症状 / 139
疏肝解郁，腿疗帮忙 / 139
用按摩防治胸闷 / 140
告别胸闷的4个小窍门 / 141
防治胸闷，从日常生活做起 / 142

是谁偷走了我的记忆

电脑把记忆能力挡在了门外 / 146
健忘有什么危害 / 146
按摩穴位，增强记忆力 / 147
腿浴治疗健忘症 / 149
强健记忆，从日常细节开始 / 150
多吃改善记忆力的食物 / 150

巧妙应付紧张性头痛

电脑族为何容易头痛 / 154
头痛不治疗，容易引发全身疼痛 / 154
药物治疗必须医生指导 / 155
腿疗有不错的疗效 / 155
5种按摩手法缓解头痛 / 156
怎样预防紧张性头痛 / 159

给焦虑一个安全出口

虚拟世界里的真实魔鬼 / 162

焦虑症——可怕的健康杀手 / 163

依靠自己,防治焦虑症 / 164

怎样治疗"焦虑" / 165

试试腿浴治疗法 / 165

按摩穴位,缓解焦虑状态 / 165

远离肥胖的困扰

身体长成怎样才算肥胖 / 170

电脑族为什么会患上肥胖 / 171

肥胖的人伤不起 / 171

怎样治疗肥胖 / 171

祛湿化痰用腿疗 / 172

三步按摩法,赶走小肚子 / 173

饮食运动助减肥 / 174

久坐不动,下肢静脉曲张

久站久坐是下肢静脉的高危因素 / 178

下肢静脉曲张危害不小 / 178

用腿疗控制病情 / 179

推荐一套自我按摩操 / 180

在日常生活中怎样保护下肢 / 182

附 录

从头到脚,特别适合电脑族的保健按摩法 / 184

自己巧动手,解除颈椎病

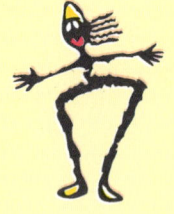

据世界卫生组织21世纪初的统计，在全球60多亿人口中，颈椎病患者高达9亿。我国卫生部门公布的调查结果显示，我国居民颈椎病的患病率高达17%，患者超过2亿。我们的课题组针对北京20岁到50岁的2000位办公室人群的调查问卷同样发现，1852位受访者选择了这一项，占受访人群的百分比是92.6%。

电脑族的大难题——颈椎病

　　颈椎病又叫颈椎综合征，主要症状是颈肩痛：按压时通常有明显的压痛部位，脖子发僵、发硬、疼痛、活动不自如，肩背部沉重、肌肉变硬、头痛、眩晕、视力减退、耳鸣、恶心。严重时还会感觉上肢无力、手指麻木、肢体皮肤感觉减退，甚至下肢乏力、走路像踩棉花、不能走直线等等。

　　现在的办公室工作人员长时间使用电脑，这种长期持续的低头伏案姿势，使得拉长的肌纤维开始部分断裂并出现无菌性炎症，造成肌肉韧带的慢性损伤，颈椎稳定性下降，从而出现各种肌肉、韧带、血管、神经、脊髓等临床症状的综合症候群，也就是颈椎病。

颈椎出毛病，后果很严重

　　颈椎病受很多因素影响，像劳累、寒凉、突然的异常动作等，很容易便会被诱发，往往严重地影响患者的工作生活，降低生存质量，造成极大的精神、肉体压力及经济负担。更加可怕的是随着颈椎病的继续发展蔓延，如果压迫挤压椎动脉，降低脑供血，大大提高缺血性脑卒中的几率；如果压迫脊髓，甚至造成瘫痪。

坚持腿疗，效果不错

　　腿浴药物：羌活30克、葛根30克、生麻黄20克、片姜黄30克。

　　以上药物加水1200毫升左右，煎煮30分钟后余500～600毫升药液倒入桶中，待温度降至40℃左右时，浸泡双小腿20～30分钟，以后背微微出汗为宜。为了增加药物浓度，提高疗效，可以把药液放入塑料袋内，兑水至2500毫升左右。桶内袋外放入温水，两腿放于塑料袋内浸泡。

坚持颈、肩部肌肉功能锻炼

颈椎自我调筋术是一种锻炼方法。它是北京东直门医院推拿按摩科50余年治疗颈椎病的经验总结,将临床上点穴、推拿、牵引、理疗等有效的疗法进行组合,让患者可以轻松操作,而且安全无副作用。临床证明,患者只要坚持练习,就可以起到推迟发病、改善病状的作用。

1. 调筋始于调"筋会"

坐位或站立位弯腰点揉"筋会"——阳陵泉(在小腿外侧,当腓骨头前下方凹陷处)。本节时间为1分钟左右。

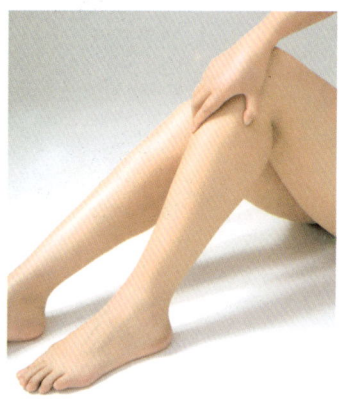

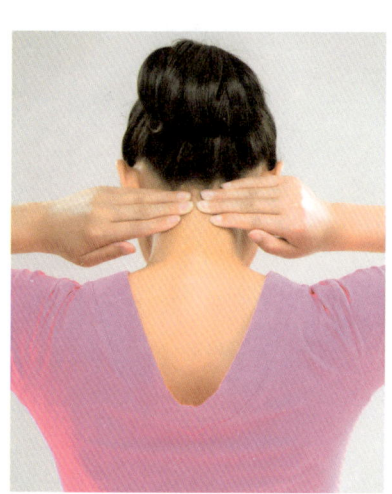

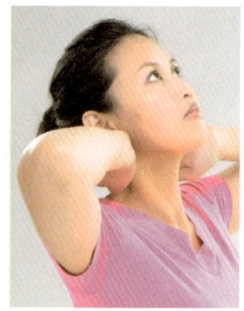

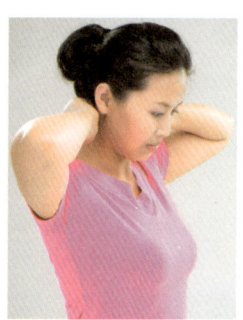

2. 按揉颈项双龙会

(1)练习者或坐或站,面向前方;双臂上举,双手五指并拢,中指指尖相对,置于颈项部。

(2)低头,双手中指指尖共同按压于颈椎棘突之上,其余手指依序排列在受压椎体棘突的上下两端凹陷中。

(3)仰头,同时诸手指用力向下按压(也可在抬头的同时双手指用力下压并向颈项两侧滑动)。

(4)重复头部的俯仰动作7遍,双手以中指为准自寰椎向下按压至第7颈椎。

本节时间约为2分钟,7遍为一组,可做2~3组。

3．抱头转颈蝴蝶飞

（1）练习者或坐或站，面向前方；双臂上举，双手十指交叉，置于脑后枕部；双肩外展，肘尖指向两侧。

（2）低头转颈：首先面向左转，左肘尽量保持不动，眼望左肘尖；同时右手臂内合，协助头颈转向左方，右肘尖尽力向左肘靠拢；稍停片刻后还原。

（3）低头转颈：动作与（2）相同；方向相反。

（4）左右各做3～4次，时间约2分钟。

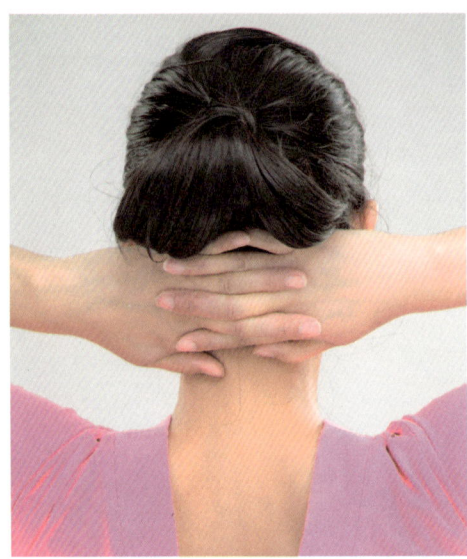
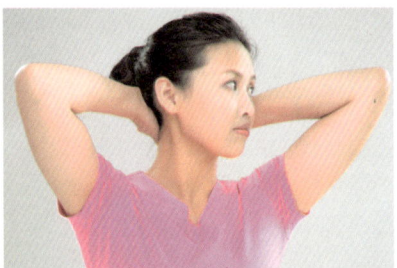
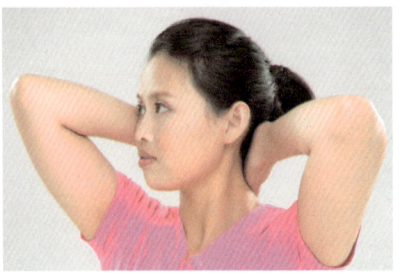

4．叩打肩井鸡啄米

（1）练习者或坐或站，面向前方；双臂上举，双手五指并拢成钩状。

（2）以双手指尖叩击同侧的肩井穴及其周边部位，左起右落，——点穴通经。

本节时间约1～2分钟，或左右各50次。

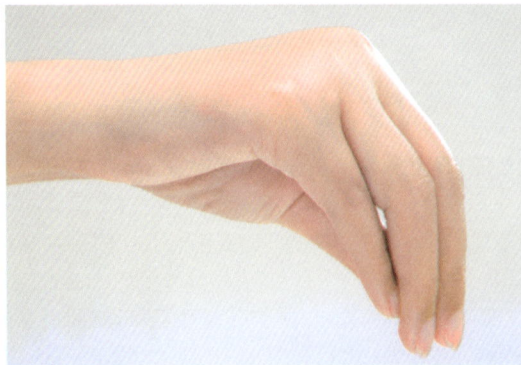
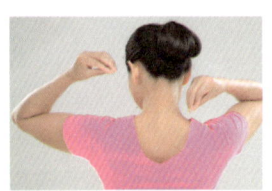
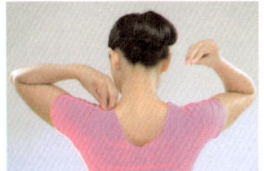

5. 俯仰开合转乾坤

（1）练习者或坐或站，面向前方，双手叉腰。

（2）低头屈颈，下颌尽量贴近胸部，同时含胸，双肩双肘亦向内收紧；头部后仰，同时扩胸，双肩双肘亦向后展开。

（3）头颈由左向右旋转360°，再从右向左旋转360°。

本节一般重复3～4次，时间在1分钟左右。

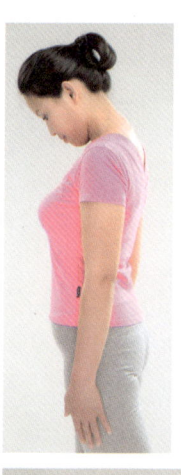
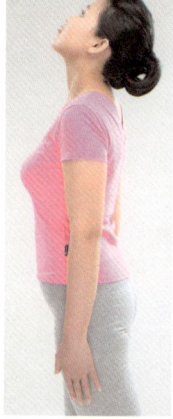
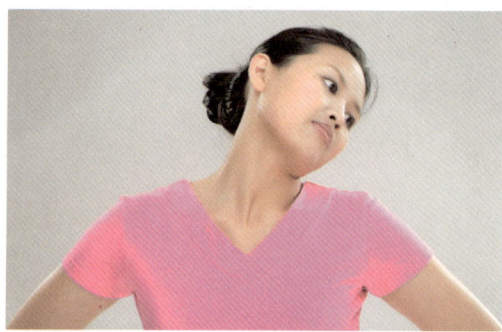

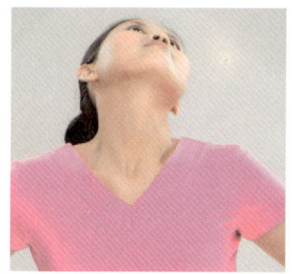
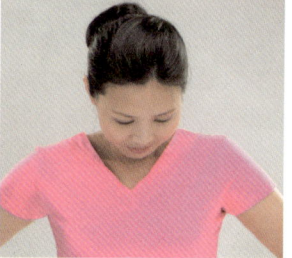
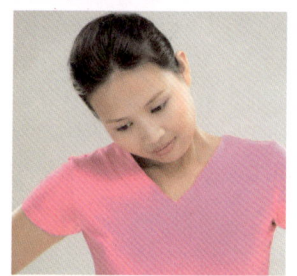

6. 调筋止于"髓会"调

调匀呼吸，在"髓会"绝骨穴（在小腿外侧，当外踝尖上3寸，腓骨前缘稍前方。）点揉结束。

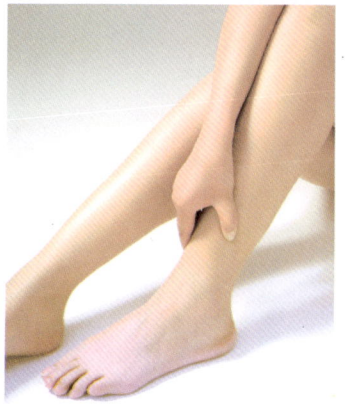

保护颈椎的11个小妙招

1．支撑头部

在桌子前坐好，身体前倾，将肘部放在桌子上，用手掌托住额头，保持3～5分钟。

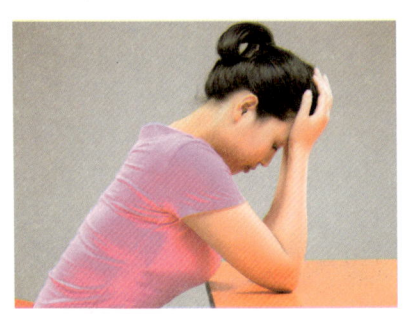

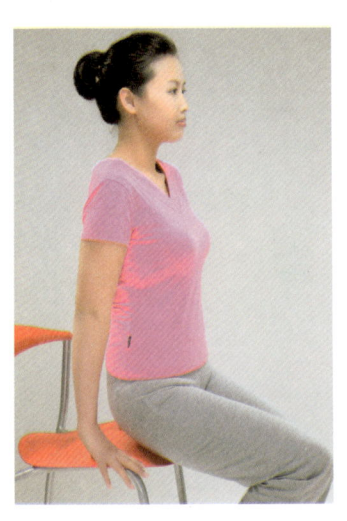

2．抬升运动

坐在椅子上，将双手放到椅子边缘，支撑身子，腿部和臀部向上抬高，保持这个动作5秒钟，重复几次。可以锻炼肩部肌肉、放松颈部。

3．收缩肩部

坐直，伸直脊椎，将双手放到腿上，让双肩向后靠拢。保持这个姿势15秒钟后放松，然后再重复几次。

4．"乌龟探头"

模仿乌龟向前探头，并保持下巴水平，重复做十几次。这个方法适合司机和长时间坐在电脑前工作的人。

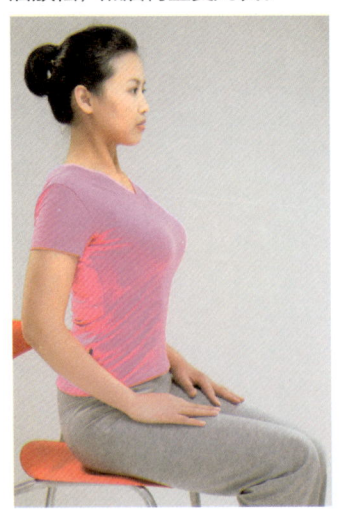
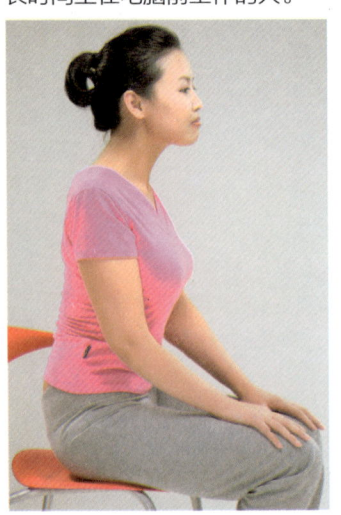

5. 拉伸颈部

站立，两脚与肩同宽。低头，下颌紧贴身体；抬头，挺胸；向两侧侧头。4个方向，每个方向持续30秒。

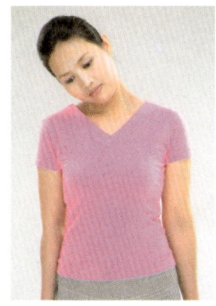 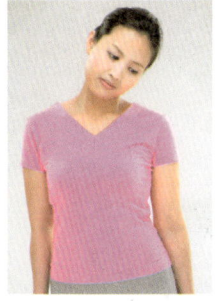 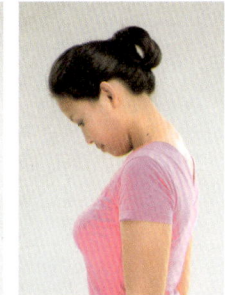 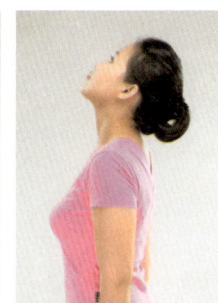

6. 左顾右盼

头先向左后转动，幅度尽量大，以自觉酸胀为好，再向右后转动。反复30次。

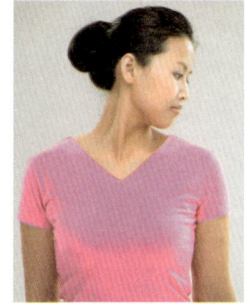 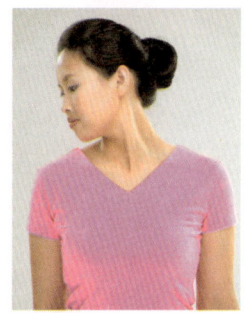

7. 旋肩舒颈

双手放两侧肩部，掌心向下，两臂先由后向前旋转20～30次，再由前向后旋转20～30次。

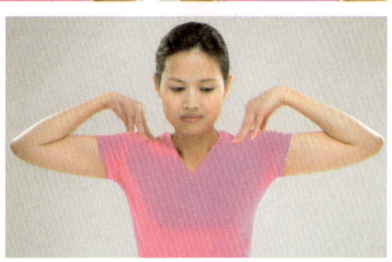

8. 头手相抗

双手交叉紧贴后颈部，用力顶头颈，头颈则向后用力，互相抵抗5次。

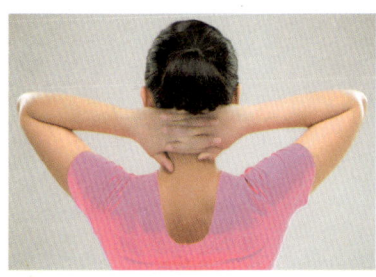 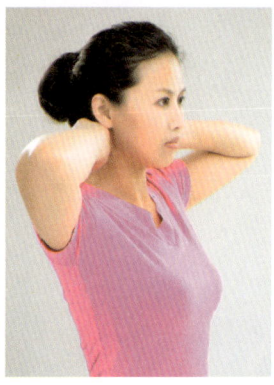

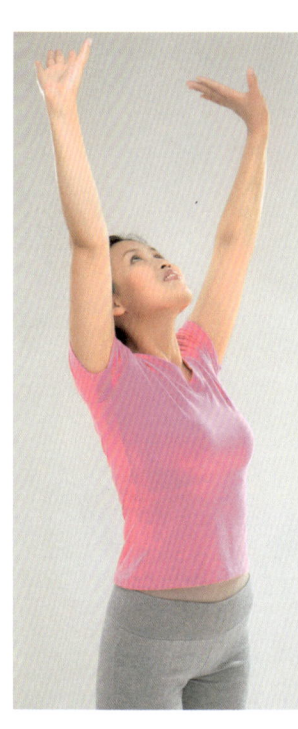

9. 双手托天

双手上举过头，掌心向上，仰视手背5秒钟。

10. 常拍肩膀

用左手握拳拍右肩膀，右手握拳拍左肩膀，连续拍打20下。如果用按摩捶敲打，则能达到更省力的效果。

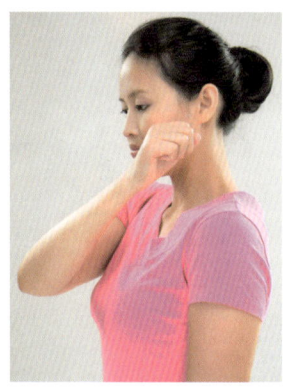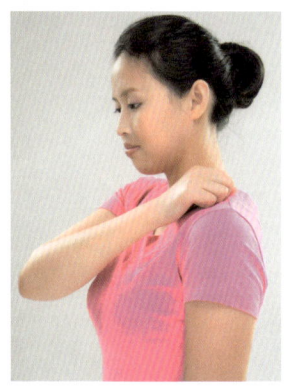

11. 双肩绕环

上身正直，两臂下垂，让双肩后展，做绕环动作。双肩用力向后转动10次左右，再向前转动10次左右。

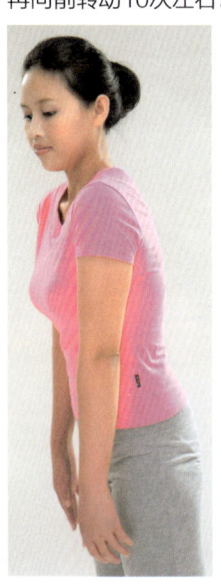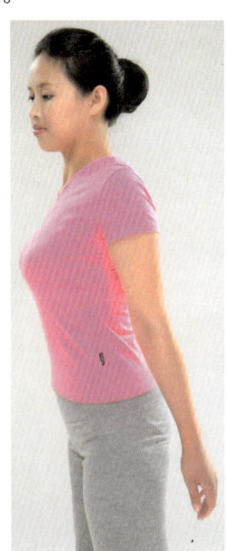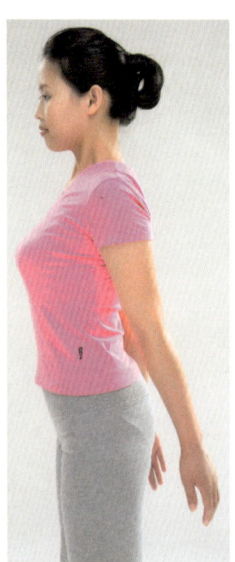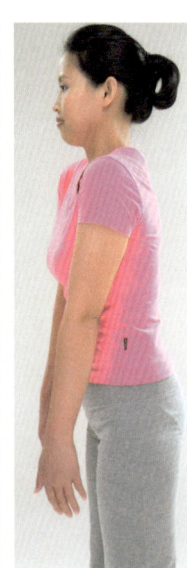

生活细节勤注意

1. 避免单一姿势（低头伏案）过久。

一个姿势超过1～2小时，就会超出肌肉耐受生理极限，局部出现轻度水肿、渗出，产生无菌性炎症（严重时则可出现部分牵拉、断裂伤）。因此，在肌肉疲劳到达生理极限之前（即两小时之内，最好在1小时左右），就要改变体位与姿势，如抬头眺望，以防止颈肩部肌肉劳损。

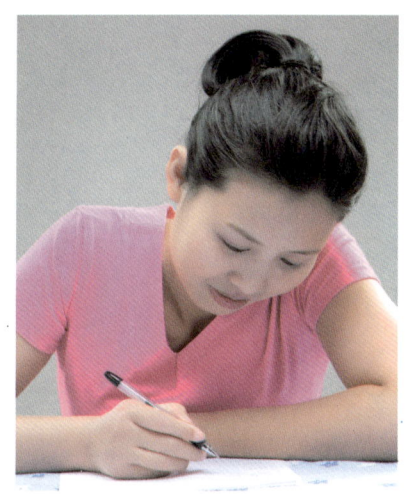

2. 积极治疗颈、肩部各种急性损伤。

发生颈、肩部急性损伤时，应及时就医治疗，使水肿、渗出及出血尽快吸收、消散，避免出现继发粘连。这是防止颈椎病发生的必要手段。当然，有时候错误治疗的后果更可怕，因此，一定找专业医生医治。

正确使用枕具，预防颈椎病

在睡眠休息时，应尽量使颈部处于轻度后仰位，使颈后部肌肉、韧带完全放松，同时消除椎间盘所承受的重力压迫。这就需要正确地使用枕头。

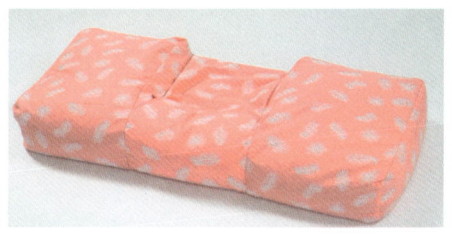

1. 枕头放置的位置。大家要注意的是枕头应该放在颈后，而不是后脑勺。枕头不是枕"头"而应是枕"项"。在这种状态下，颈部轻度后仰，有利于肌肉、韧带松弛。

2. 枕头的高度。在仰卧位时，枕头的高度是床面与颈后空隙的垂直距离再加3～5厘米，一共是15厘米左右。在侧卧位时，枕头的高度应该相当于肩外侧与侧头的距离。

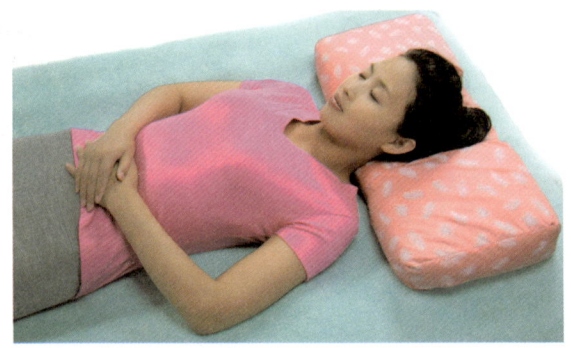

3．枕头的外形。最好选择圆柱形（或类似形状），且两侧略高、中间稍低。

4．枕头的填充物。填充物应该有一定的柔软度（有利于血液循环），又有一定的硬度（有利于起到支撑作用）。生活中常见的荞麦皮、木棉、羽绒等均可以。当然，缘于个人的喜好和病情的需要，亦可以选用蚕沙、菊花、茶叶、薄荷、金银花及葛根、丹参、羌活、白芷、细辛、防风、川芎等中药。

> **温馨提示**
>
> 防治颈椎病，也可以从饮食着手，平时多摄入一些活血化瘀、滋补筋骨的食物，如香菇、山药、大蒜、洋葱、大白菜、山楂、黑木耳、桃子、蟹、藕、鱼翅、黄鳝、蹄筋等，也有不错的效果。

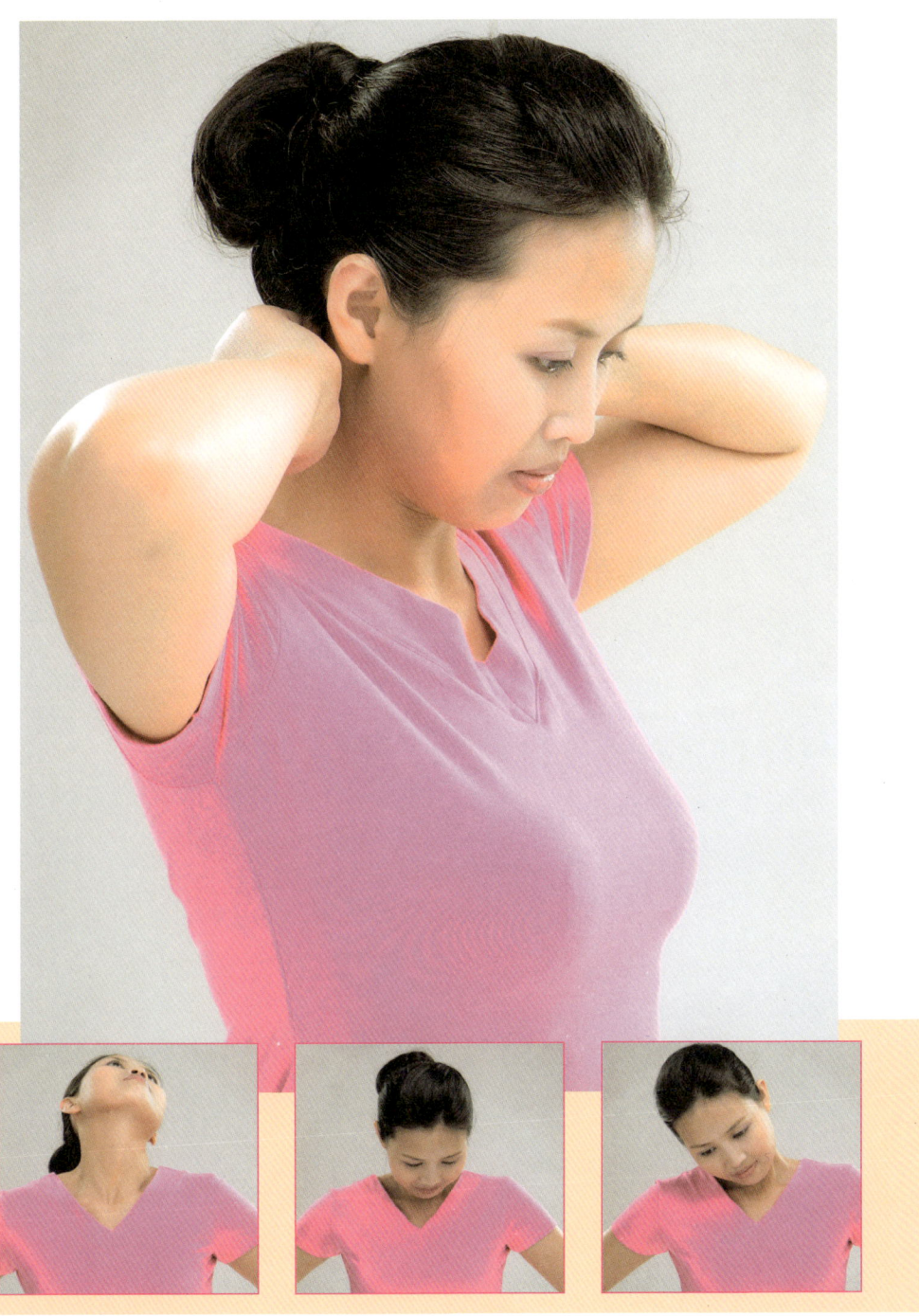

腰痛发病率仅次于感冒

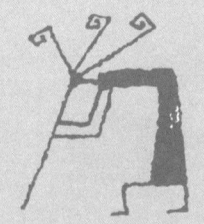

调查发现，腰痛是仅次于感冒的第二常见病，80%的成年人或早或晚或轻或重都受到腰痛的困扰。我们的课题组针对北京20岁到50岁的2000位办公室人群的调查问卷同样发现，1824位受访者选择了这一项，占受访人群的百分比是91.2%。

长期使用电脑，提高了腰痛的发病率

随着年龄的增长，腰椎、腰肌等会出现退行性改变。日常生活中一些习惯性动作，看似小事，却隐藏着引发腰痛的风险。腰痛的主要表现有：

1．腰部疼痛：腰部疼痛、酸胀、僵硬，急性发作时可出现剧痛。

2．麻木感：有的患者会出现小腿后外侧、足背、足跟等处麻木，有的患者只出现膝部麻木。

3．腰部畸形：可见到脊柱侧弯、平腰畸形，一侧腰肌隆起畸形等。

4．腰部活动受限：各方向活动均可不同程度受限。

5．怕冷：腰部常怕冷怕风。

有关机构曾经进行过近6万人的大型调查，发现办公室伏案工作者、司机、长期弯腰的劳动者、长期负重者、长期站立工作者腰痛发病率很高。随着电脑的普及，腰痛的发病率在长期保持伏案工作的白领和学生中激增。这是因为，他们一旦在电脑前坐定，往往一连几个小时就几乎一个固定的姿势了。而人体的肌纤维静止性用力超过90分钟，就开始断裂，导致无菌性炎症、纤维瘢痕增生粘连等，从而发生腰痛。如果边用电脑边吸烟，香烟释放出来的尼古丁会使血管收缩，进一步减少腰部的血液供应，加重肌纤维的损伤，进而使腰椎间盘发生退变、腰痛加重。

腰痛危害必须高度重视

引起腰痛的原因有很多，常见的有腰肌劳损、腰椎间盘突出、外伤等。当腰部出现疼痛不适，而人们没有充分重视时，势必会对生活和健康造成危害：

1．腰部疼痛、酸胀、畸形，影响生活质量。

2．免疫力下降。

3．可引起腰椎的一些病变，严重者可能导致下肢麻木甚至瘫痪。

巧用腿疗补肝肾、强筋骨

腿疗的思路是补肝肾、强筋骨，从根本上解决腰痛的问题。

腿浴药物：续断30克，牛膝30克，刘寄奴30克，鸡血藤30克，红花30克，桂枝50克。

以上药物加水1200毫升左右，煎煮30分钟后余500~600毫升药液倒入桶中，待温度降至40℃左右时，浸泡双小腿20~30分钟，后背微微出汗为宜。为了增加药物浓度，提高疗效，可以把药液放入塑料袋内，兑水至2500毫升左右。桶内袋外放入温水，两腿放于塑料袋内浸泡。

在腿浴之后，还可以按摩腿部相应的穴位。

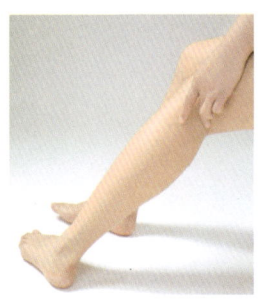

1. 按揉委中和承筋穴

中医常讲"腰背委中求"，意思是腰背部的病痛，用委中穴往往都可取得良效。每天晚上睡觉以前，先进行腿浴，然后以中指按揉委中和承筋各150次，力度以胀痛为宜，节律均匀，每分钟50次左右。

注：委中穴位置在我们腘窝中央凹陷处，承筋在我们小腿肚子的最高点。

2. 按揉足通谷

用大拇指指腹按压在足通谷穴，食指顶挟住脚底第5趾缝下方处，大拇指顺时针按揉，由轻到重，反复几次，一般5分钟后症状就会缓解。

注：足通谷在足外侧，足小趾本节的前方，赤白肉际处。

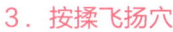

3. 按揉飞扬穴

用双手食指或者中指分别按揉双侧的飞扬穴，约1~2分钟，有酸胀感为好。经常按揉这个穴位，可以缓解腰部肌肉的痉挛，有活血止痛的作用。

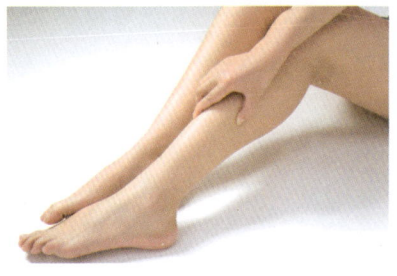

坚持自我按摩，强健腰肌功能

1. 双拇指按揉肾俞穴

肾俞穴大概在腰部最细处，距离脊柱三横指处。双手叉腰，双拇指按揉弹拨肾俞穴，力度以酸胀痛为宜，每分钟50次，连续100次。

2. 倒八字按揉腰背肌

双掌贴于腰背部，由外侧向脊柱做双掌根倒八字按揉腰背肌。力度以热胀为宜，每3秒1次。由距离肩胛下角一横掌处开始按揉，由上渐下按揉5次至髂骨处，反复5遍。

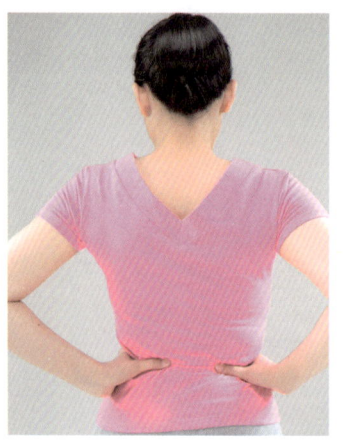

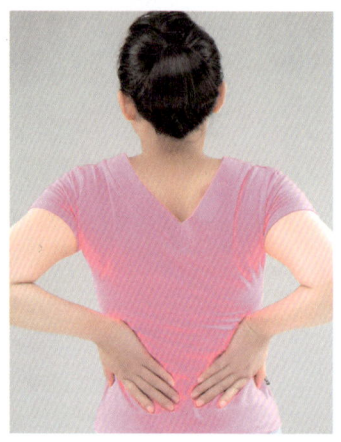

3. 双拳推按腰背肌

双拳贴于腰背部，由上向下推按腰背肌。力度以热胀为宜，每3秒1次。由距离肩胛下角一横掌处开始，由上向下至髂骨处止，反复20遍。

4. 双拳叩击腰骶部

双拳由上向下叩击脊柱及其两侧的腰背肌三条线。力度以酸胀为宜，每3秒1次。由距离肩胛下角一横掌处开始，由上向下至尾骨处，每条线反复5遍。

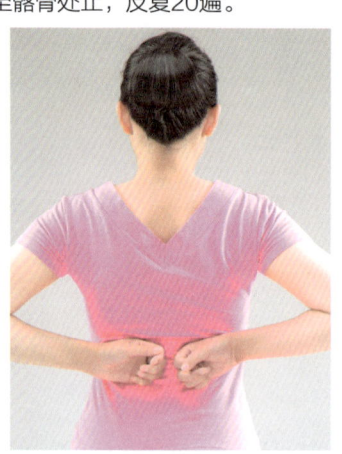

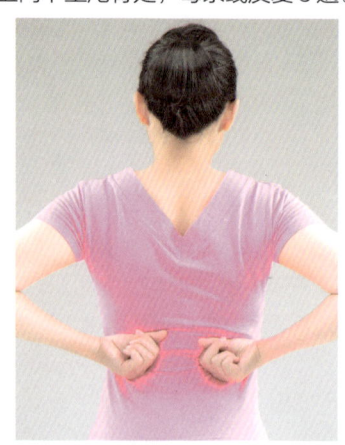

日常6个小动作,帮你远离腰痛

1. 前挺

自然站立,两脚叉开与肩同宽,双手叉腰,深呼吸,腰部尽量前挺,头、胸部尽量后仰,保持20秒,恢复原位。休息30秒再做,反复20次。这个动作可以锻炼腰背部的肌肉力量,同时腰椎间的间隙也能慢慢地增加,促进膨出或突出的椎间盘回纳。

2. 转身

自然站立,双手叉腰,上身缓缓地左右旋转20次左右。旋转一定要缓慢,旋转的角度不要超过45°。这样做,一是可以锻炼腰背肌,二是可以松解椎管内的粘连和调整腰椎小关节。

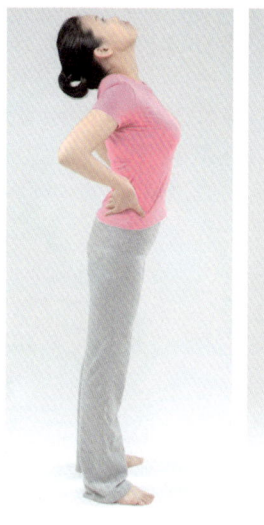
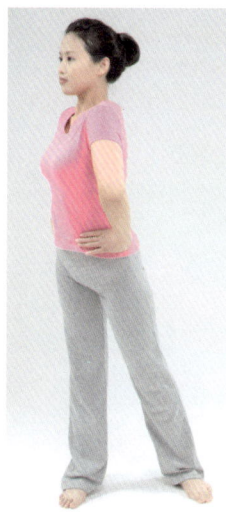

3. 拱桥

用两个胳膊肘和两只脚作为支点支在床面上,用力向上抬腹部、臀部,抬起来保持5秒,每次做10个就可以。这样做可以锻炼腰背肌。

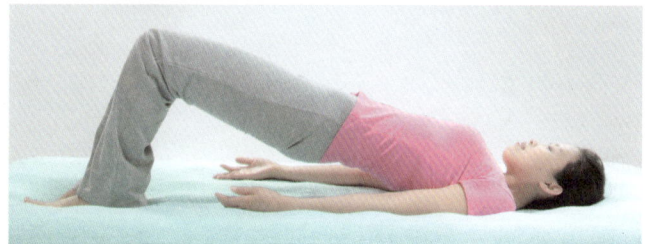

4. 燕飞

脸朝下趴在床上,双手放在身体两侧,头、胸和四肢同时向上抬,双脚尽量绷直,腹部着床,保持5秒。反复操作5个为一组,逐渐增加。

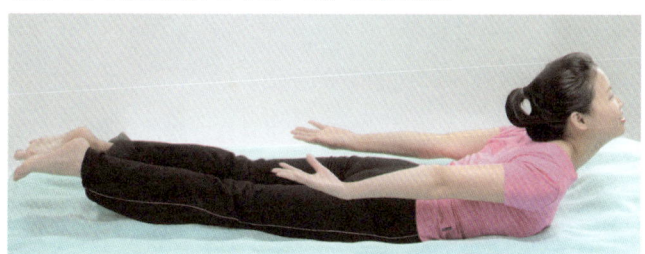

5. 够脚尖

自然站立,弯腰,上肢自然下垂,膝关节尽量绷直,双手去摸摸脚尖,或双手交叉,手心向下摸地,保持30秒,反复进行20次。注:当腰痛剧烈时,不要勉强做这个动作。

6. 吊单杠

双手抓住单杠,全身放松,利用自身体重对腰椎进行牵引。每天1次,每次悬吊尽量坚持5分钟以上。悬吊躯体时,身体重力不再是腰椎的压力,而是牵引力,这样就大大减轻腰肌的负荷,缓解椎间盘的退变。

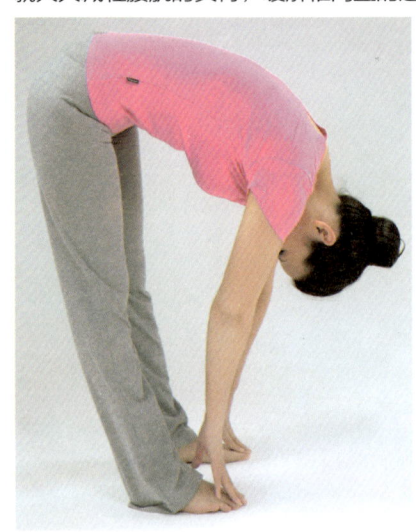 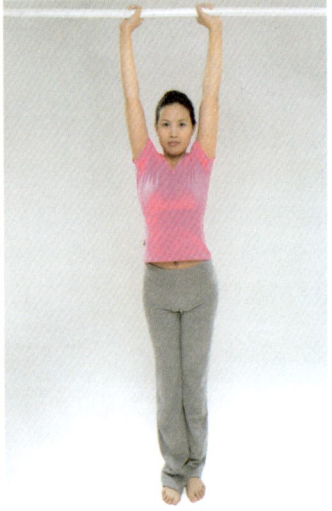

防治腰痛从日常细节做起

1．纠正不良坐姿,如弯腰过久或伏案过低等等。

2．劳逸结合。每工作一段时间,就要起来活动一下,轻轻蹦个一二十下,有助于关节肌肉协调运动。

3．搬重物时,可以采取蹲下身体、双手拿物,然后保持上身直立、下肢蹬地起身的方法,这样可以减少对腰部的损伤。

4．注意保暖,尤其是冬春寒湿季节,更要做好腰部保暖。

5．使用硬板软垫床,过软的床垫不能保持脊柱的正常生理曲度,所以避免睡过软的床。

温馨提示

有车一族的腰部防护

很多开车的新手喜欢把椅背调得直直的，以为坐直点儿更练腰。但其实，按照我们的腰身曲线，腰椎挺得越直，其承受的压力越大，反而对腰部不利。研究表明，汽车驾驶座的坐面和靠背大约倾斜100°时，护腰效果最好。这是因为人靠在倾斜100°的椅背上时，身体稍稍后仰，正好符合我们腰部的自然曲线，而且这时汽车座椅腰背处的隆起部分最能减少腰部的压力。因此在开车前，要先检查一下座位椅背。如果怕100°不好掌握，可以先把椅背调直，再让靠椅的头枕位置后倾一个拳头左右就差不多了。要是开长途车，后背最好垫一个小垫子，这样可以更好地保护腰。

背部疼痛莫大意

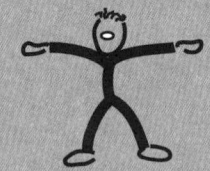

在很多人眼里，背痛根本不算病，休息几天就好了，不需要专门跑医院治疗。但是大家不知道，英国曾经对"什么是请病假的最大理由"做过一次大型的调查，结果发现病假的最大理由不是普通的伤风感冒，而是背部疼痛！调查显示，在英国的成年人中，有1／3饱受背痛的折磨，政府每年为此投入超过50亿英镑的医疗费用。我们的课题组针对北京20岁到50岁的2000位办公室人群的调查问卷同样发现，1728位受访者选择了这一项，占受访人群的百分比是86.4％，已经严重影响到工作与生活。

工作姿势不对，损伤背部肌肉

我们的背是由34块脊椎骨和大约150块肌肉组成的，中间还有无数的韧带和脊柱关节以及丰富的独立神经系统。它就像一件运行稳定的精密仪器，一直默默地支撑着我们的身体。

背痛以往多发生于中老年人，他们年老体虚，常常因气血不足、外感风邪、身体劳损而发病。但是，近年来不少年轻白领也加入了背部疼痛的队伍。这些人平时工作离不开电脑，长期低头伏案，导致肌肉或肌腱长期处于非协调受力状态，背部的肌肉和韧带功能减弱，结果背部疼痛就找上门来。

> 建议大家工作时，不要低头含胸，以免加大背部的负荷。正确的姿势是身体正对屏幕，不要扭曲。而且每隔50分钟左右，最好能起身活动一下颈、肩和背部，使背部肌肉张弛有度，避免背部劳损而发生疼痛。

被背痛缠上危害大

现代人疏于锻炼，导致肌肉组织虚弱、韧带不堪重负、椎骨连接松动、关节退化的风险增加；另外，肾脏及输尿管的一些疾病以及骨质疏松等等因素，都会引发不同程度的背痛。如果出现背痛而没有引起足够的注意，就可能使引起背痛的疾病进一步恶化。比如骨质疏松，如果没有得到及时治疗，就很容易出现脊椎部位的压迫性骨折；腰椎间盘突出如果被人疏忽，慢慢压迫到坐骨神经，就会引起坐骨神经痛，甚至影响正常走路。

背痛本身也给人们的生活和工作带来了极大的不便，如工作不能持久、注意力不能集中、呼吸困难、睡眠质量下降、心理负担加大等等，严重降低患者的生活质量与工作效率。

背痛的表现有哪些

1. 背部疼痛：患者早期背部出现阵发性疼痛，慢慢地疼痛加剧，而且呈持续性钝痛或刺痛。一旦气候变化或身体劳累，疼痛一般会加重，疼痛可向颈项及前胸部扩散。有些疾病如胆囊炎和胃部疾病等，也会引起反射痛。

2. 背部活动受限：患者身体各个方向的活动，如低头仰头、扩胸后伸、脊柱扭转甚至呼吸等动作，均可不同程度地受限。

3. 对冷刺激敏感：背部怕冷，常常因风寒诱发或加重疼痛症状。

4. 压痛：多数患者在脊柱两侧可触到明显的压痛点，压痛点多在斜方肌、菱形肌、竖脊肌等肌肉附着点处。

5. 可诱发多种疾病：背部疼痛时间久了，还可能引起小关节紊乱、椎间盘病等病变。

腿疗是一种理想的治疗方法

有条件的患者，可以尝试着应用中药腿浴的方法。临床证明，每天泡腿30分钟，可以有效改善背部血液循环和代谢，促进炎症渗出的吸收，缓解肌痉挛，减轻疼痛症状。而且可以延缓病变的发展，改善粘连状态，恢复患者脊柱的活动功能。

腿浴药物：川牛膝50克，防风50克，鸡血藤30克，羌活50克。

以上药物加水1200毫升左右。煎煮30分钟后余500~600毫升药液倒入桶中，待温度降至40℃左右时，浸泡双小腿20~30分钟，以后背微微出汗为宜。为了增加药物浓度，提高疗效，可以把药液放入塑料袋内，兑水至2500毫升左右。桶内袋外放入温水，两腿放于塑料袋内浸泡。

按摩肩背，缓解疼痛

1. 捏拿肩井

提拿整个肩部肌肉，一拿一放地交替进行30次。注意整个手掌始终与肩部接触，用力适中，将整个肌肉尽量提起。此动作可以放松颈肩部肌肉，对缓解疲劳有很好的效果。用轻柔的力量捏拿肩部，还可以治疗失眠的症状。

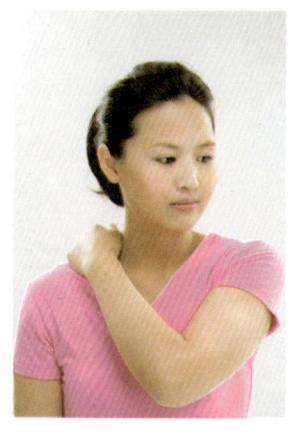 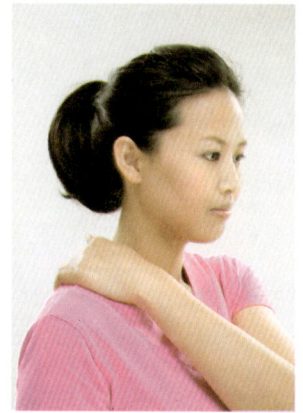 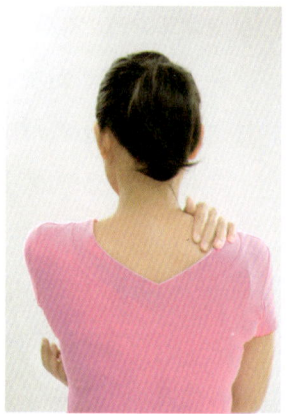

2. 按揉腰背

双手在腰背部做轻快、柔和的揉动。注意手要按住肌肉施加一定压力，不要在皮肤上摩擦。在一固定点按揉数十秒后，将手向下移一手掌宽，再重复此操作，一直按揉到臀部以上的部位。

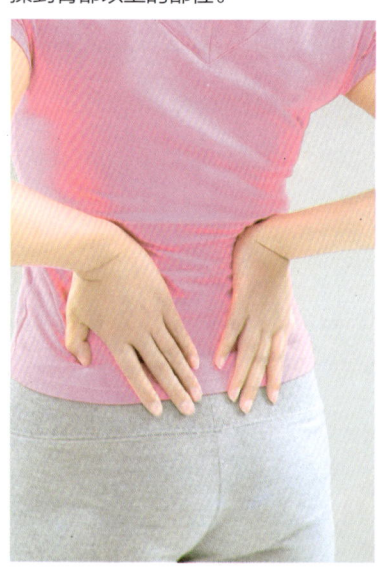 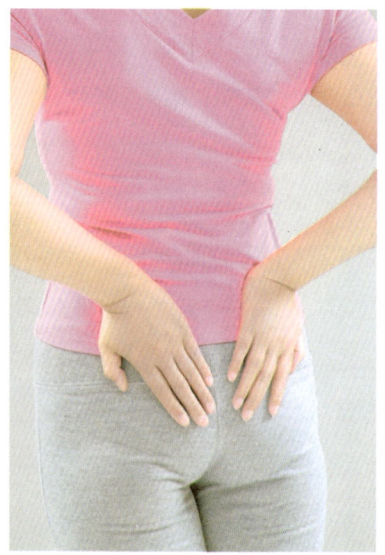

3. 摩擦大椎

用手掌放在大椎穴上（患者低头时，颈椎与胸椎之间最突起的脊椎下方的凹陷），反复摩擦20~30次（可左右手交替进行）。此操作可以消除颈肩部肌肉疲劳。

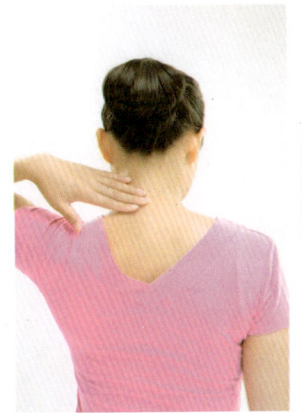 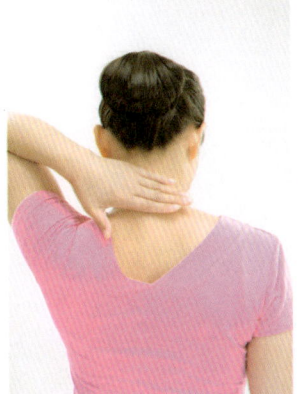 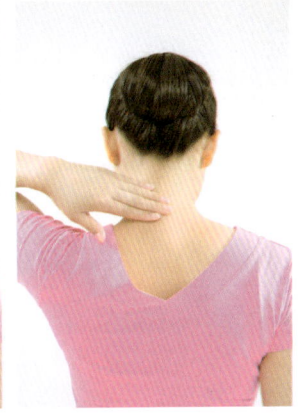

4. 擦腰背

用双手大鱼际在腰背部快速擦动，以出现较强热感为宜。

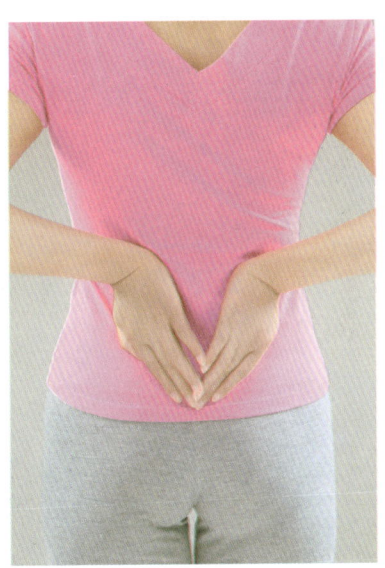

日常生活中,发生背痛怎么办

1. 在背痛的前两天,应保持最低的活动量,最好是躺在床上休息。但卧床休息应该适度,最好在休息二三天后就恢复正常生活。

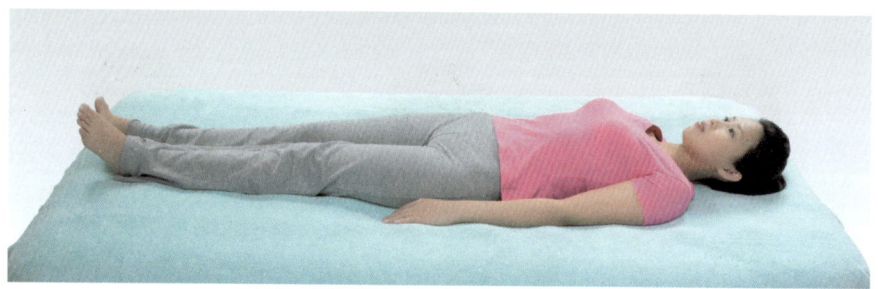

2. 冰敷或以冰块按摩有助于消除背肌的肿大及紧绷状态,从而产生止痛效果。冰敷一两天后,可改用热疗法。冰敷与热敷交换运用,反复数次即可缓解疼痛症状。

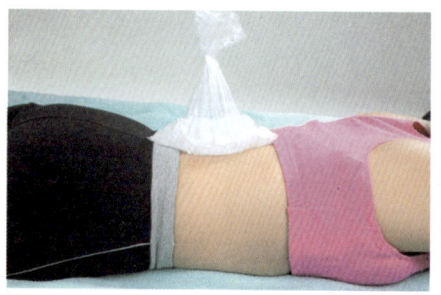 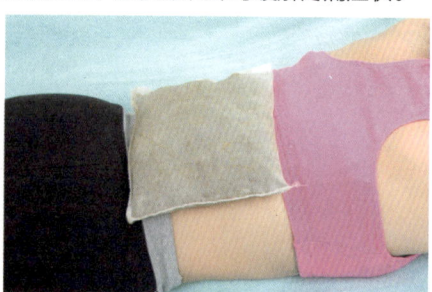

冷敷　　　　　　　　　　　　热敷

3. 压地起身

俯卧,屈肘支持,抬起上身,深呼吸数下,完全放松,保持4~5分钟。

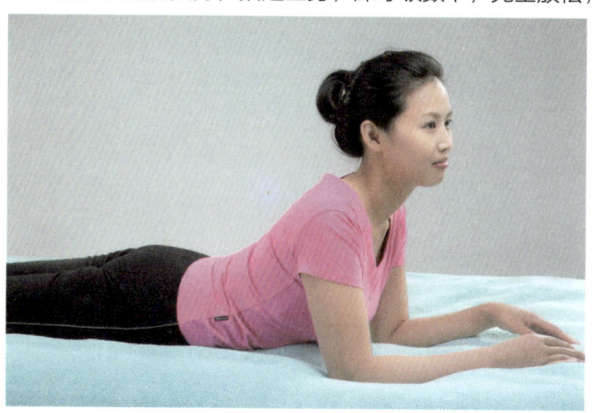

4．仰卧抱膝

患者躺在床上，轻轻地提起双膝向胸前弯曲。一旦膝盖抵达胸前，稍微再对膝盖施压，保持1～2秒，放松后再重复上述动作。

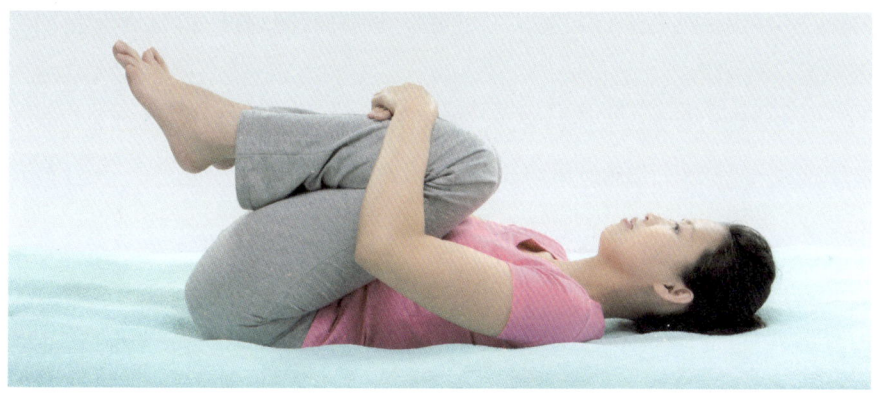

5．站立伸展

双腿微微分开站立，双手手指向后放在腰部，将上身向后弯，双手做支柱，维持1～2秒，放松后再重复上述动作。

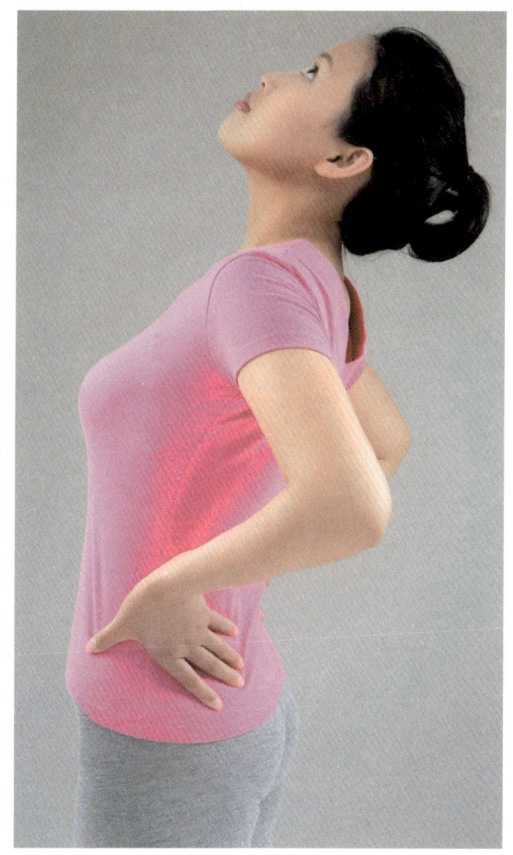

预防腰酸背痛有妙招

1．在电脑前工作，每隔50分钟起身，做做后伸扩胸的动作，类似我们平时所说的伸懒腰。

2．睡眠时尽量采取平躺姿势，垫高颈部及膝部。可以在头与颈之间以及膝下都放一个枕头，以松弛肌肉，进而缓解背部的压力。

3．在温水中泡澡，但时间不要超过15分钟。

4．在日常饮食中，注意增加钙质的摄取。多吃豆浆、豆腐、优酪乳、牛奶等食物，加强钙质的补充，减缓骨质的流失，从而避免骨质疏松症的发生。

5．在工作或做家务时，应避免长时间弯腰。在提重物时，避免用力过猛，提起后尽量让物体贴近身体。

6．练习太极拳，可以帮助我们松弛肌肉，有利于锻炼身体的协调性和柔韧性。

7．运动时要适可而止，避免逞强。

> **下面提供一个简易的食疗保健方：**
>
> 患者可以用杜仲25~50克，加上猪腰煲汤服食。有补养肝肾、坚强筋骨的作用，对于缓解腰背疼痛等症有帮助。

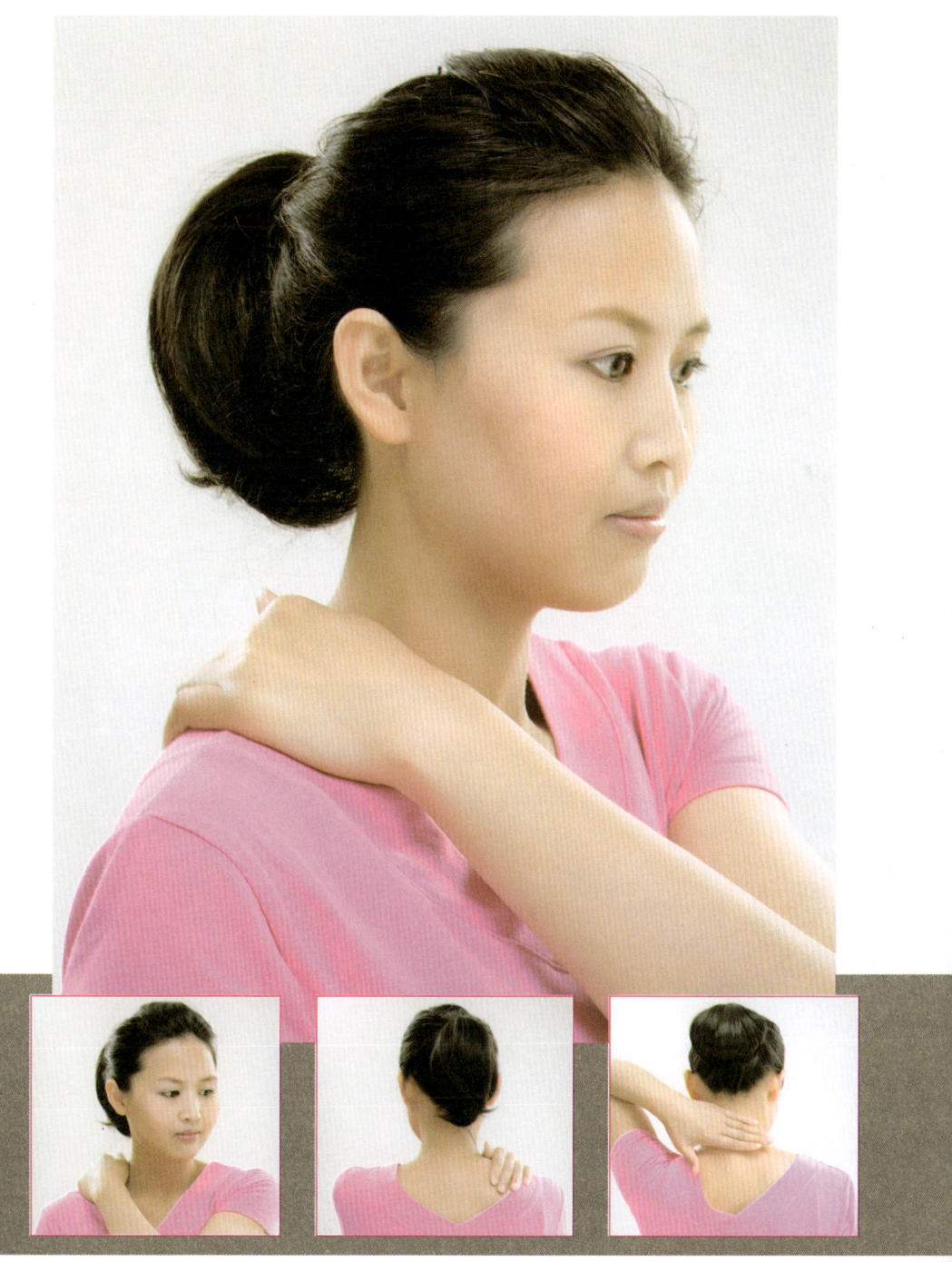

莫让电脑吸干我的泪

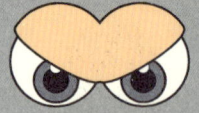

随着工作、生活环境的改变，干眼症已成为一种"时髦"的眼科疾病。2004年有数据显示，在美国有1000万人受到干眼症困扰，全球更是有高达2200万人饱受干眼症的折磨。专家预计，在未来5年中，干眼症患者人数会以每年10%的比例上升。我国目前还没有干眼症的大规模流行病学调查，但根据目前北京的城市环境及工作生活特点，北京的患病人数不少于100万，其中70%是与电脑接触密切的办公室人群。我们的课题组针对北京20岁到50岁的2000位办公室人群的调查问卷同样发现，1704位受访者选择了这一项，占受访人群的百分比是85.2%。

紧盯电脑，干眼缠身

双眼，特别是眼角膜部分，是依靠泪腺供给水分，通过眨眼，使泪水变成一层"泪片"分散到眼角膜，来保证眼睛舒适。所谓干眼症，是指泪液的减少或者泪腺功能下降引起泪膜不稳定和眼表面损害的一种症状，严重时可影响视力。

干眼症的一般表现是眼部不适，如异物感、干涩、痒感、怕光、经常眼红、灼热感、视力模糊等。在干燥干旱气候、空气污染的环境以及长时间使用电脑后，这些症状会加重；睫毛上时有硬屑，早上起来睁眼困难，或者有摩擦感；严重时还会出现皮肤干燥，面色灰暗，头痛、烦躁、疲劳、注意力难以集中等症状。

据了解，干眼症非常喜欢那些长期呆在电脑前的人。由于在使用电脑的过程中，人们的眼睛会不自觉地睁大，使眼球暴露在空气中的面积增大，加速了眼泪的蒸发，同时人们眨眼的次数也会减少，眼球结膜不能及时得到泪液滋润，从而引起各种不适的症状。

"干眼症"有什么危害

干眼病是眼科临床疑难病之一。广泛的结膜瘢痕使泪液排泄通道受阻，角膜、结膜干燥，角膜混浊，视力出现障碍，严重时会发生角膜软化穿孔，检查时可以看到有眼结膜充血。

5个小窍门,预防干眼症

1．连续使用电脑1个小时以后,休息10分钟,站在窗前尽量远望,可以缓解眼部不适,同时还能预防近视。

2．起居规律,保证充足、高质量的睡眠。

3．电脑不应放置在窗户附近,环境照明要柔和。

4．将电脑屏幕调整到眼睛平视低10~20厘米的位置,降低眼睑上提的机会,并经常眨眼来湿润眼睛。

5．在电脑旁放一杯热水,增加周边湿度,缓解眼睛不适等症状。

眼部按摩帮你赶走干眼症

1．揉天应穴(攒竹下三分)

左右大拇指螺纹面接左右眉头下面的上眶角处,其他四指散开弯曲如弓状,支在前额上,按揉面不要大。

2．按揉睛明穴

双手洗净,闭眼,用双手拇指点按睛明穴,30次左右。

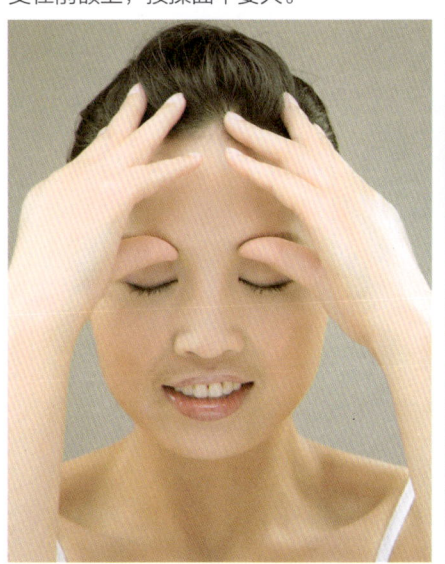
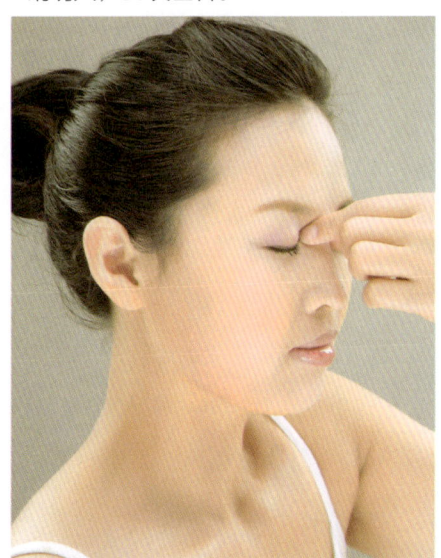

3．按揉四白穴

左右食指与中指并拢，放在鼻翼两侧，大拇指支撑在下腭骨凹陷处，放下中指，食指在面颊中央按揉。注意按揉面不要太大。

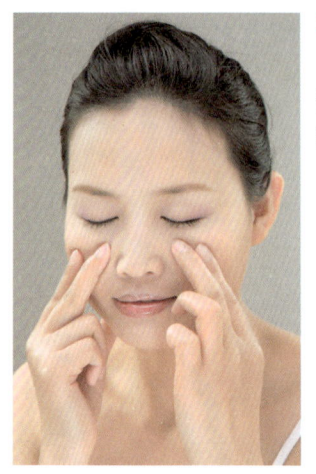

4．按太阳穴、轮刮眼眶

蜷起四指，左右大拇指螺纹面按住太阳穴，食指第二节内侧面轮刮眼眶，上侧从眉头开始，到眉梢为止，下侧从内眼角起至外眼角止，先上后下。

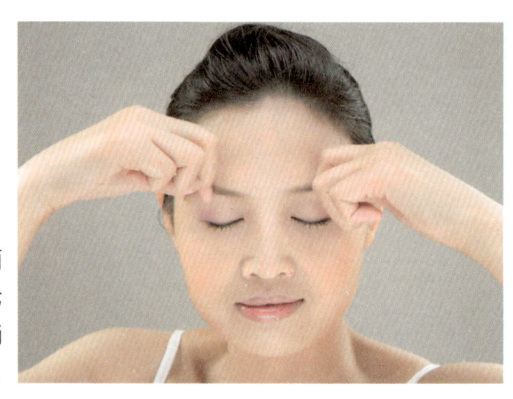

5．熨眼

双掌快速搓热后掌心劳宫穴覆于双眼上，约20秒。

以上手法可以在工作休息期间多次操作，可以帮助消除紧张，缓解眼部不适。

西医治疗"干眼症"

如果确诊为干眼症，就要及时治疗。

1．泪液缺乏型的干眼症病人，可以点人工泪液。不舒服的时候就点，一天最好不超过6次。如果超过6次以上，就会把正常的泪膜冲走，加重症状。

2．戴亲水性软角膜接触镜，以保持角膜的湿润，减少人工泪的滴眼次数。要防止感染及镜片变干。

3．可局部用花生油、麻油、鱼肝油、蜂蜜或温和眼膏等，改善重度干眼症状。

4．可以上医院采用阻塞泪小点的方法，减少泪液的排除。

5．用药物刺激泪液的分泌，如匹罗卡品、新斯的明、肾上腺素、麻黄素、必嗽平等。

6．严重者可采取适当手术。

> 过度使用眼药水是干眼病患者最常见的误区之一。医生不主张患者长期使用眼药水。目前90%的眼药水中都含有防腐剂，这些物质会对眼睛表面的细胞产生损害。眼睛出现不适要咨询专业医生的意见，不要随意乱滴眼药水。

腿浴防治干眼症

中医认为，干眼症是阴精亏虚引起的，也就是说体内津液不足，眼内泪液少，导致眼干、眼涩等不适症状，治疗时可以从滋阴除燥、调气和血等方面进行。

泡腿药方：沙参30克，麦冬30克，知母30克，玄参30克，当归30克，石斛30克。

以上药物加水1200毫升左右，煎煮30分钟后余500~600毫升药液倒入桶中，待温度降至40℃左右时，浸泡小腿20~30分钟，以后背微微出汗为宜。为了增加药物浓度，提高疗效，可以把药液放入塑料袋内，兑水至2500毫升左右。桶内袋外放入温水，两腿放于塑料袋内浸泡。

> **温馨提示**
>
> **中药湿热敷，缓解干眼症**
>
> 取桑叶、薄荷、决明子、菊花、秦皮各6克，煎煮15分钟左右，用小毛巾蘸取上述温热药液，敷在眼睛上，要保持毛巾温热状态，敷10分钟。这个方法对缓解眼睛干涩效果很好。
>
> 也可将毛巾用热水浸湿，拧干热敷3分钟。

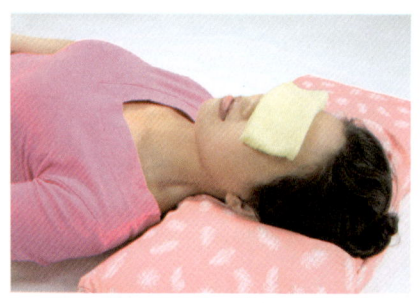

干眼病的饮食调理

长期从事电脑操作者，应多吃一些新鲜的蔬菜和水果，增加维生素A、维生素B_1、维生素C、维生素E的摄入。

富含维生素A的食物有豆制品、鱼、牛奶、核桃、青菜、大白菜、空心菜、西红柿及新鲜水果等。多吃这些食物，可预防角膜干燥、眼干涩、视力下降、夜盲等。

富含维生素C的食物有猕猴桃、橙子、苹果、鲜枣、橘子、西红柿、草莓、菠萝等。多吃这些食物，可以有效地抑制细胞氧化。

核桃和花生中含有丰富的维生素E，多吃可降低胆固醇，清除身体内垃圾，预防白内障。

维生素B_1可以营养神经，绿叶蔬菜里就含有大量的维生素B_1。

每天可适当饮绿茶，茶叶中的脂多糖，可以改善机体造血功能，茶叶还可降低电脑辐射对人体的损害。

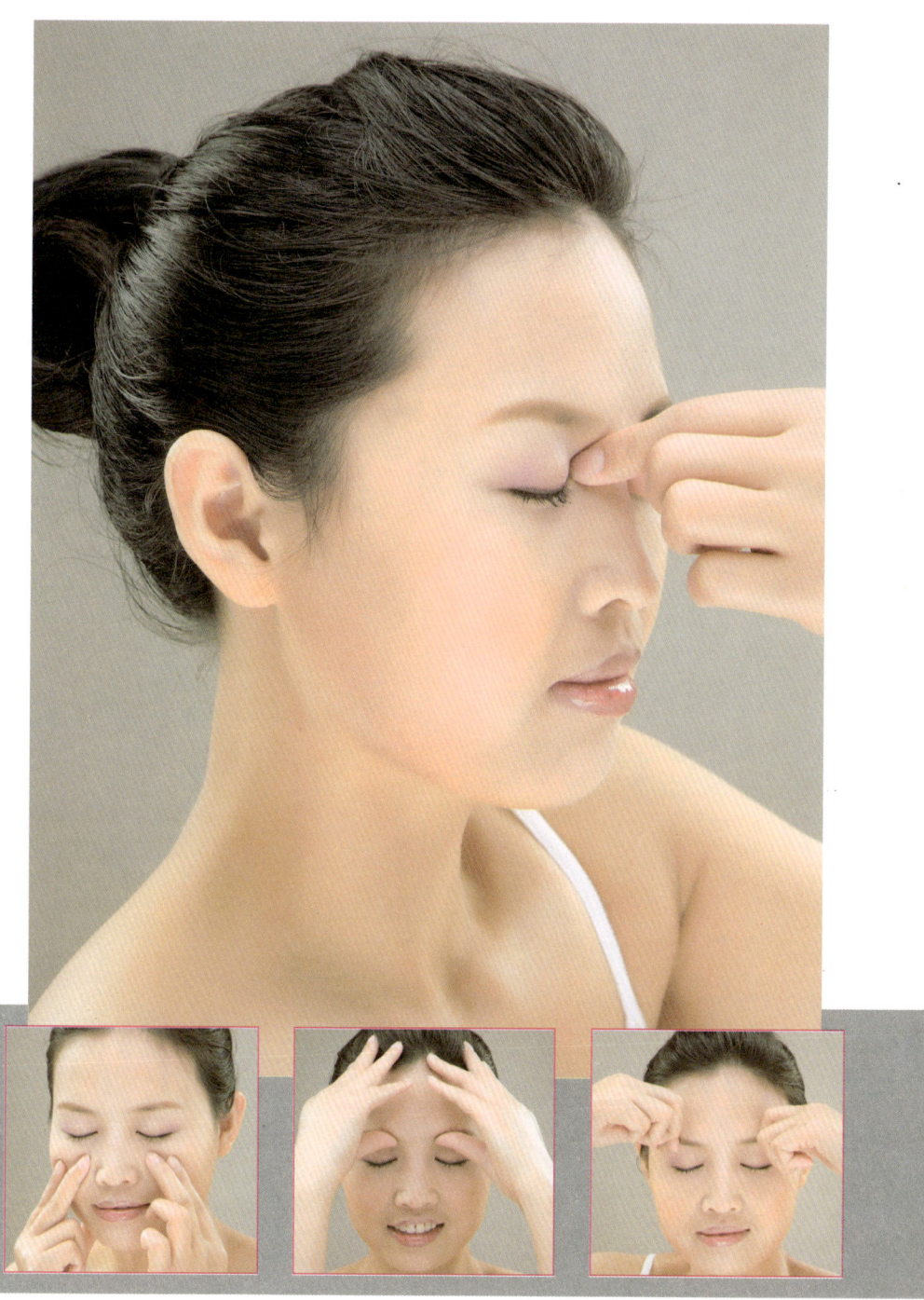

"坐"出来的消化不良

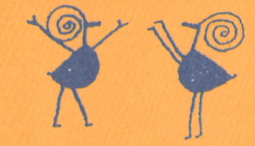

据西方国家资料统计,普通人群中有消化不良症状者占19%~41%。我们的课题组针对北京20岁到50岁的2000位办公室人群的调查问卷同样发现,1648位受访者选择了这一项,占受访人群的百分比是82.4%。

电脑减轻了工作负担，却损伤了胃肠

电脑族由于精神压力过大，情绪不稳定或工作过于紧张，长期闷闷不乐，加上大多数电脑族时常不吃早餐、午餐随便对付、晚餐暴饮暴食、三餐饮食相当不规律，平时还喜欢一边操作电脑一边吃东西，多食饼干或干果等硬物，又缺乏运动，久而久之会影响到消化功能，造成消化不良。

消化不良主要分为功能性消化不良和器质性消化不良。我们这里主要讲的是功能性消化不良，它是指有消化道症状，但没有或无法用器质性疾病或生化异常来解释的胃肠道功能性疾病。

消化不良的主要表现有：

1．上胃肠道消化不良症状，包括上腹痛、上腹胀、早饱、嗳气、食欲不振、恶心、呕吐等，常以一种或者一组症状为主。

2．神经精神症状，如失眠、焦虑、抑郁、头痛、注意力不集中等。

胃肠不好，麻烦多多

功能性消化不良，其病在胃，涉及肝脾。脾胃虚弱、气机不利、胃失和降，导致胃肠运动功能紊乱，上则胸闷哽咽，中则胃部胀痛，下则大便秘结。胃气不降反升，则嗳气反酸、呕吐烧心等；脾气不升反降，则中气下陷，出现胃部坠胀，食欲不好，便溏。

如果是长期的消化不良，会导致多种营养成分的缺失，对人体产生多种破坏。如钙的缺乏会引起骨质疏松，维生素A的缺乏会引起夜盲症，维生素C的缺乏会引起坏血病等等。消化不良还会导致便秘、腹泻，有时会出现腹泻和便秘交替发作。长期便秘会导致大肠水肿，易形成梨形身材及肚子肥胖，体内毒素的堆积还会产生痤疮、色斑，影响美容。腹泻会引起机体脱水，抵抗力下降等。

怎样治疗消化不良

1．应暂停进食，实行饥饿疗法。

禁食一餐或两餐酌情而定。禁食期间可根据口渴情况饮用淡盐开水，以及时补充水和盐份，也可饮用糖＋盐水，因为糖可迅速吸收，不至增加胃肠负担。如果不用完全禁食时，则减量进食，或只吃易消化的粥类加点开胃小菜。这样使胃肠感觉轻松舒适，消化不良易于矫正。少食刺激性食物、生冷食物以及咖啡、巧克力、土豆、红薯和酸性食物。少食多餐，忌烟戒酒。

2．适当使用助消化药物，一般应在专科医生指导下应用。如果是非处方药品，可以根据药品说明书使用。

一般常用的药物有吗丁啉，系胃动力药，能加强食物从胃排空，减轻胃胀。米曲菌胰酶片（慷彼申），可补充消化酶，促进食物分解，增强营养吸收。乳酸菌素片，能在肠道形成保护层，阻止病原菌及病毒的侵袭，还能促进胃液分泌，增强消化功能。

3．较轻微的消化不良，或仅仅是一时性过饱的患者，可采用饭后散步，腹部轻柔按摩，1～2小时后参加体育运动或体力劳动，增强身体热量的消耗，尽快消除消化不良现象。

按摩穴位,缓解消化不良症状

平时我们可以经常按摩以下几个穴位来防治消化不良。

1. 揉中脘

用双手重叠紧贴于中脘穴,先以顺时针方向旋转按揉1~2分钟,再以逆时针方向旋转按揉1~2分钟,使局部有温热舒适感止。

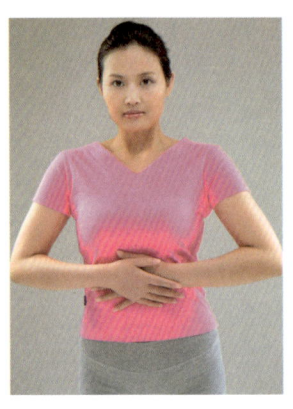

2. 揉气海、关元穴

双手掌重叠贴于小腹的气海、关元穴,先以顺时针方向旋转按摩1~2分钟,再以逆时针方向旋转按揉1~2分钟。

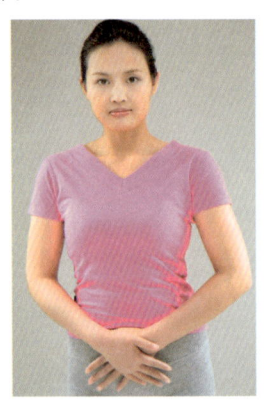

3. 推揉内关

用拇指指峰紧贴于内关穴上,推揉1~2分钟,左右两臂穴交替进行。频率不宜过快,指力逐步深透。

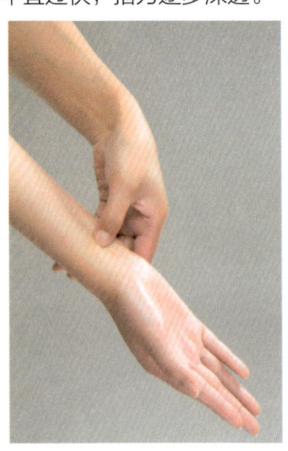

4. 推揉足三里

用右手拇指指峰贴于左侧足三里按揉1~2分钟,再用左手拇指指峰贴于右侧足三里,按揉1~2分钟,使局部有酸胀麻的感觉。每日按摩1次,10次为1疗程。

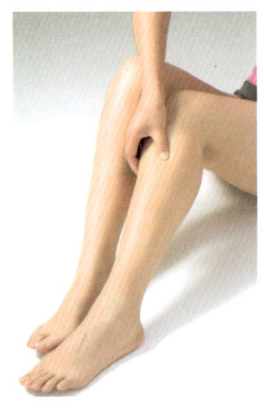

5. 摩上腹

上腹是指肚脐以上的腹部,即上腹部。以中脘穴为圆心,用掌根在上腹部轻轻摩动,约3分钟,以腹内觉温热为宜。

6. 揉天枢

双手食指分别抵住腹部的天枢穴,开始稍稍用力揉按,渐渐加力,以能忍受为度,约3分钟。

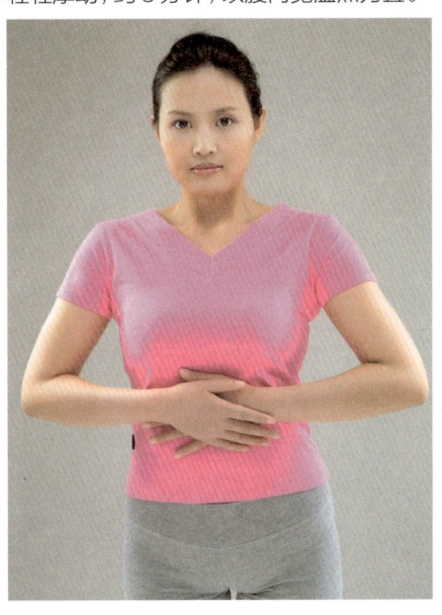

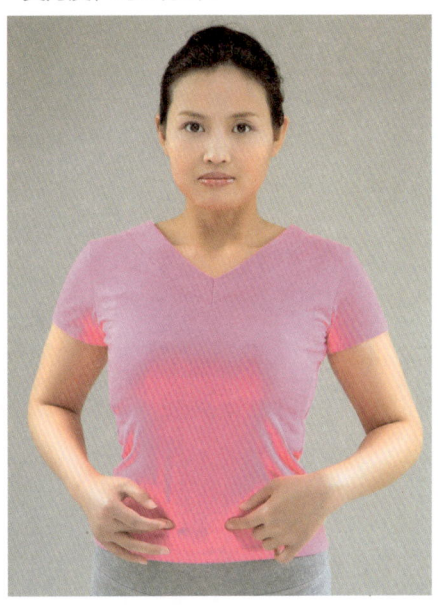

7. 举手抚肋

端坐伸腰,举左手仰掌,以右手抚按右肋,以鼻吸气,连续呼吸7次,再用右手仰掌,抚按左肋,同上法操作。每日或隔日1次,每次按摩15~20分钟。

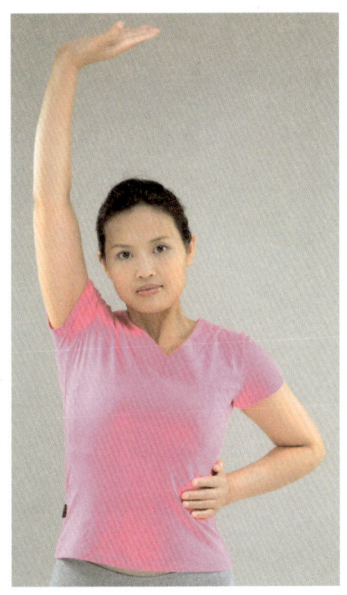

健脾理气用腿疗

中医认为，消化不良多因肝郁气滞，饮食不节所致。如暴饮暴食，时饥时饱，偏食辛辣肥甘或过冷、过热、过硬之食物，日久损伤脾胃；久病体虚，营养不良，脾胃消化功能减弱。治疗原则以疏肝解郁、健脾理气为主。

腿浴药物：川芎30克，木香30克，苍术30克，陈皮30克，茯苓30克，白术30克。

以上药物加水1200毫升左右，煎煮30分钟后余500~600毫升药液倒入桶中，待温度降至40℃左右时，浸泡双小腿20~30分钟，以后背微微出汗为宜。为了增加药物浓度，提高疗效，可以把药液放入塑料袋内，兑水至2500毫升左右。桶内袋外放入温水，两腿放于塑料袋内浸泡。

从日常细节开始养胃

1．保持良好的饮食习惯。

要做到每餐食量适度，三餐定时。到了规定时间，不管肚子饿不饿，都应主动进食，避免过饥或过饱。食物的温度应以不烫不凉为度。同时，饮食要均衡，多吃富含纤维素的食物，例如新鲜水果蔬菜及全麦等，少吃油炸、腌制、生冷的食物。吃饭时应细嚼慢咽，不要狼吞虎咽。

2．服用酸性饮料。

在一杯水中加入一汤匙纯的苹果醋，正餐时饮用，有助消化。也可早晨起床先喝一杯柠檬水，有清血的作用。

3．常喝米汤。

米汤及大麦清粥对胀气、排气及胃灼热等毛病有效。使用5份的水加1份的谷物（米或大麦），煮沸10分钟。盖上锅盖再慢炖50分钟。过滤，冷却后，一天喝数次。

4．适量运动。

俗话说："饭后百步走，活到九十九。"饭后，我们可以适当运动运动，但切记饭后不要马上剧烈运动。

5．注意防寒。

胃部受凉后会使胃的功能受损，因此要注意胃部保暖，不要受寒。

温馨提示

七种对胃肠有益的水果

1．柠檬：维生素C含量很高，具有促进肠蠕动的功能。

2．苹果：富含纤维素，可刺激肠蠕动，加速排便，有通便作用。

3．西红柿：含有一种特殊成分——番茄素，有助于消化、利尿，能协助胃液消化脂肪。

4．猕猴桃：含有较多膳食纤维和蛋白质分解酵素，可快速清除体内堆积的有害代谢产物。

5．山楂：含山楂酸等多种有机酸，并含解脂酶，入胃后能增强酶的作用，促进肉食消化，有助于胆固醇转化。

6．葡萄柚：其中的酸性物质可帮助消化液增加，促进消化功能，营养也易于吸收；

7．橘皮：含有的挥发油对消化道有刺激作用，可增加胃液的分泌，促进胃肠蠕动。

把丢失的睡眠找回来

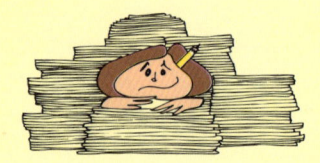

一份统计学资料显示，2010年日本人的失眠发病率为18%~23%，美国人为32%~35%。据预测，到21世纪中叶，美国的失眠人数将达到1亿。世界卫生组织对14个国家25 916例患者的调查结果显示，27%的人有睡眠问题，而且被诊断为失眠症的患者只是实际患病人数的一半。目前，我国的失眠发病率在30%左右。我们的课题组针对北京20岁到50岁的2000位办公室人群的调查问卷同样发现，1588位受访者选择了失眠这一项，占受访人群的百分比是79.4%。

提防电脑扰人清梦

由于电脑显示器热度过高,产生大量的电磁辐射,使空气发生电离作用,不断产生正电荷(正离子),并不断与空气中的负离子中和,导致负离子的含量几乎为零。大多数负离子对身体有益,正离子则是有害的物质。长期处于正离子过量的环境中,它们通过呼吸进入肺部,随血液循环输送到各个组织,使人的血液、体液呈酸性,延缓身体正常的代谢功能。大量的毒素囤积在体内,就很容易出现失眠、免疫力下降、女性内分泌紊乱等问题。

失眠的常见症状有:

1. 胡思乱想,入睡困难。
2. 睡眠质量差,醒后仍有疲劳感。
3. 睡眠较浅、容易做梦。
4. 睡眠感觉障碍,有些人虽然能酣然入睡,醒后却坚信自己没睡着。

给身体带来大麻烦

失眠让人产生疲劳感、不安、全身不适、无精打采、反应迟缓、头痛、记忆力不集中。失眠对人的影响主要体现在精神方面,医学临床发现,50%的失眠患者伴有各种精神疾病。大多数失眠者性格敏感、多疑、犹豫不决、焦虑,有完美主义倾向。

经常失眠很容易导致下列疾病:

健忘症:做事常常丢三落四,刚刚想说的话,一下子就忘了。虽然不能说经常失眠会直接诱发老年痴呆症,但失眠至少是老年痴呆症的诱发因素之一。

抑郁症:失眠和抑郁症关系密切,许多抑郁症患者都有失眠的经历,而长期失眠也有可能引发抑郁症。

睡眠呼吸暂停综合征：睡眠呼吸暂停综合征是睡眠障碍的一种表现，与经常失眠息息相关。

习惯性脱发：现代医学表明，睡眠时间的长短与脱发有明显关系，脱发也与睡眠质量密切相关。经常失眠很容易导致脱发。

心脑血管疾病：经常失眠的人，容易出现血管硬化、口径变窄等症状。它将严重影响机体的供血，引起各个器官的功能障碍，甚至引起中风、心脏病等疾病。

癌症：虽然目前没有医学证据表明失眠会引起癌症，但专家认为，经常失眠很有可能是癌症的一大诱因。所以，良好的睡眠是降低癌症发生率和战胜癌症病魔的重要法宝。

哪种疗法更靠谱

目前治疗失眠的常用方法有：

1．通过药物改善睡眠状态：这些药物以镇静作用为主，病人服药期间暂时有效，但停药后易复发，长期服药又会产生药物依赖性，不得不加大剂量。因此，药物不但会损害身体，而且可能最终导致药物失效。

2．中医调节：中医治疗失眠的原则是在补虚泻实、调整腑脏气血阴阳的基础上，使患者安神定志。同时配合保健按摩等手段，对患者进行有效的辅助治疗。

3．民间偏方：有些患者久病成医，总结出了不少治疗失眠的方法，如食疗、植物精油等，这些方法有着很好的辅助治疗效果。但是必须提醒一点，患者的偏方代替不了医生专业的治疗。

4．放松疗法：如音乐疗法、香熏疗法、瑜伽、睡前适量的活动，甚至简单的深吸运动，用以增强副交感神经的活性，降低紧张情绪。

按摩穴位，缓解失眠症状

1. 按揉三阴交

用两手拇指指端压在两侧三阴交穴上，先按后揉，按摩 3 分钟，以局部有酸胀感为宜。

三阴交穴位于小腿内侧，足内踝边上 3 寸处，胫骨内侧缘后方。

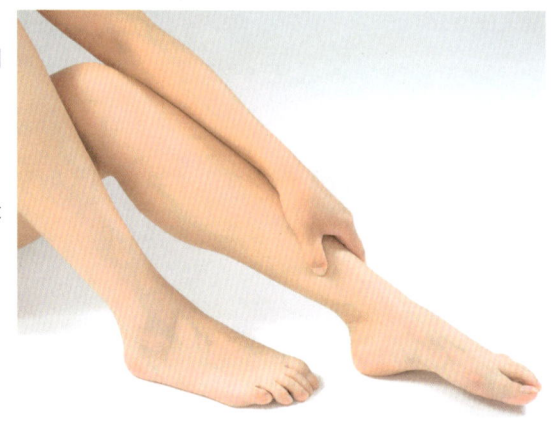

2. 掐揉神门穴

用两手拇指端交替按揉对侧的神门穴各 1 分钟，以局部有酸胀感为宜。

神门穴在腕横纹尺侧端，尺侧腕屈肌腱的桡侧凹陷处。

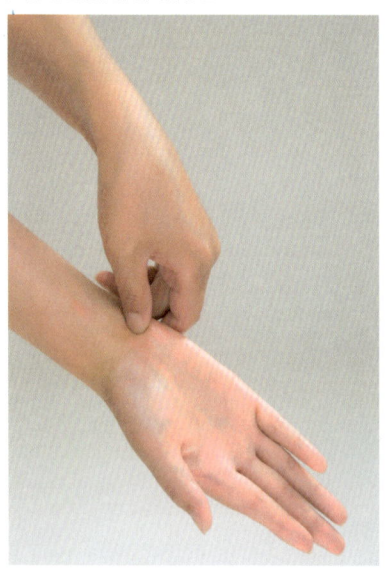

3. 点揉百会穴

用拇指在百会穴上旋转按揉 1 分钟，或进行点压按摩。

百会穴位于人体头顶正中心，可以通过两耳角直上连线中点来简易取此穴。百会穴为督脉经穴，与脑密切联系，是调节大脑功能的要穴。

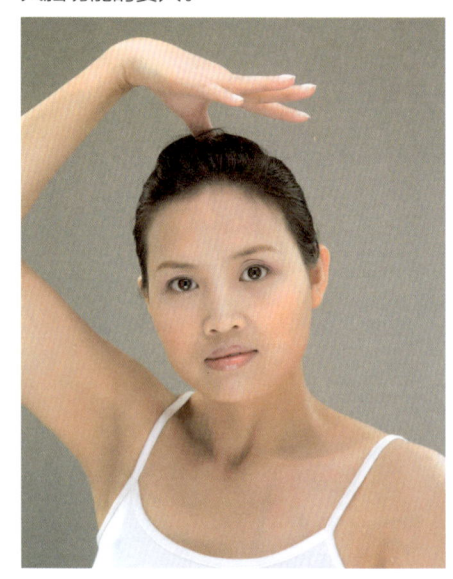

4. 按揉风池穴

两拇指按揉风池穴 1 分钟，最后用屈曲的食指桡侧在眉棱骨、前额处各点压10次。

风池穴位于后颈部，枕骨下两条大筋外缘陷窝中，相当于耳垂齐平处。

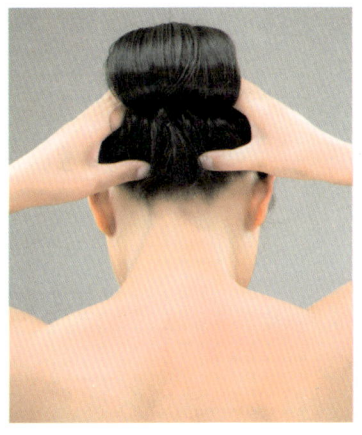

5. 拍打涌泉穴

每晚睡前洗脚后，端坐在床上，先用右手掌拍打左脚涌泉穴120次，再用左手掌拍打右脚涌泉穴120次，力度以感到微微胀痛为宜。

涌泉穴为人体足底穴位，位于足前部凹陷处第2、第3趾趾缝纹头端与足跟连线的前1/3处，为肾经的首穴。

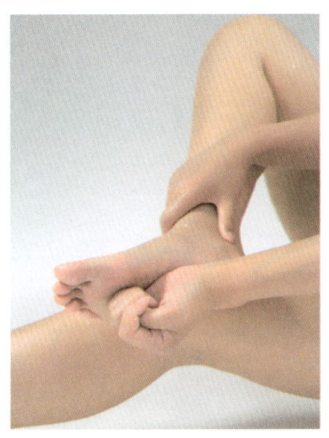

6. 按摩额部

前额及头顶前半部的印堂穴至百会穴为一线，双侧眉中至百会穴为二线。双手拇指指腹先点按一线，然后点按二线。每线反复进行3遍，要点点相连，不留空隙，力度由轻到重，每线点按时间为1分钟左右。每日1次，10次为1个疗程。

印堂穴在额部，当两眉之间，位于督脉之上。

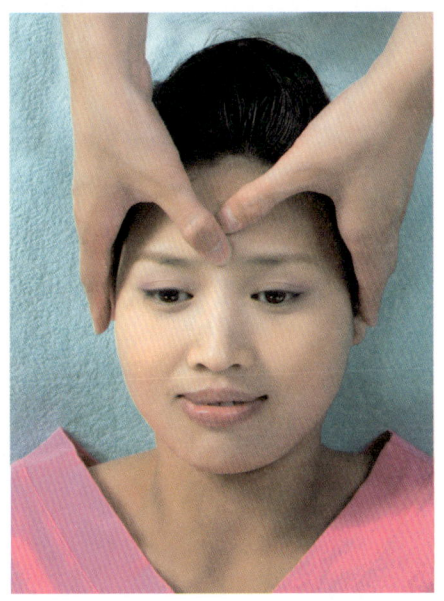

7. 推擦腰肾

将两手掌面相对搓热,用两手掌根及掌面贴附在腰的两侧,自肾俞穴至大肠俞穴进行上下往返推摩,以腰部有温热感为宜。

肾主收藏,肾的功能正常对于保持良好的睡眠具有非常重要的作用。对腰肾进行按摩,能有效改善肾脏功能,从而间接起到改善睡眠的作用。

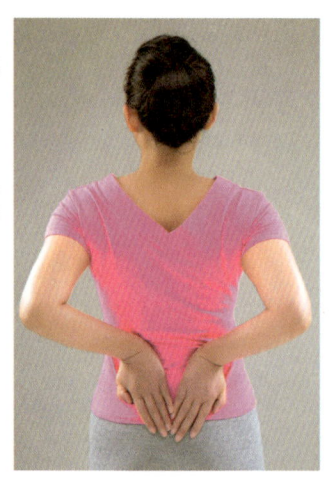

8. 仰卧揉腹

每晚睡前,仰卧床上,意守丹田,先用右手按顺时针方向绕脐稍用力揉腹,一边揉一边默念计数,共计120次,再换用左手逆时针方向同样绕脐揉120次。

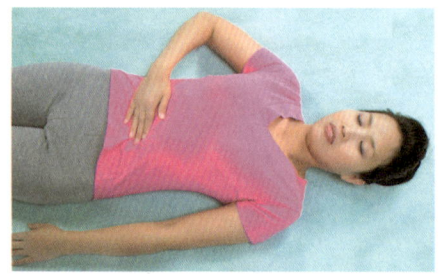 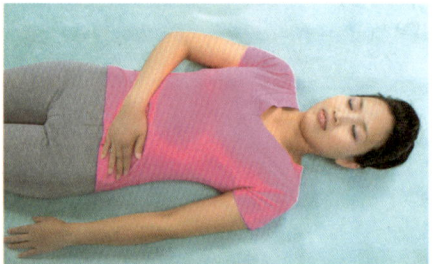

9. 踏豆按摩

绿豆500克,置铁锅中用文火炒热,倒入脸盆中。双脚洗净擦干,借盆中绿豆余温,用双脚蹂踏绿豆,边踩边揉。每晚睡前1个小时开始揉踏,每次30分钟左右。

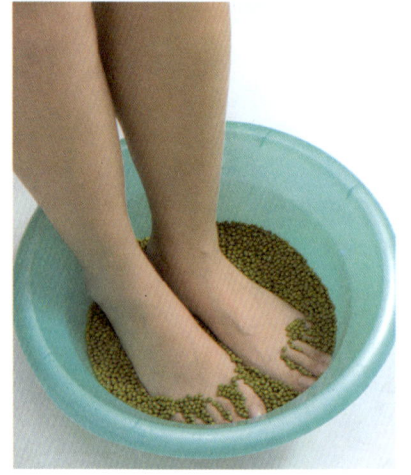

睡前 1 小时腿疗

腿浴药物：生栀子30克，远志30克，丹参30克，黄芩30克。

按摩穴位：涌泉、申脉、照海。

注意事项：

1．水温不要太高，不要超过40℃，泡至背部微微出汗即可。

2．腿浴时间不要离睡前太近，一般以睡前1小时泡洗为佳。

剩茶泡腿防失眠

每次喝完茶后，将剩茶攒在一起，凉干备用。用时抓一把开水一冲，晾温后泡腿。但要注意的是：

1．水温不宜过高，一般以36~40℃为宜。

2．泡腿时间不宜太长，最多是半个小时。老年人更是不能泡得太久。

3．最好用有一定高度的平底木桶，使水深浸没至小腿。

4．可在泡腿的同时按摩涌泉穴，也可以在泡后单独按摩。

腿浴泡洗后按揉10个脚趾的趾腹，每个趾腹按揉1分钟，对于失眠有良好的预防作用。

日常的保健措施至关重要

1．睡前尽量放松，不要老是纠缠那些让你心烦或者紧张的事情，尽可能把负面情绪释放掉。另外睡前避免出现大的情绪波动，可以听一些节奏舒缓的古典音乐，也可以和家人轻松地进行交流，还可以在睡前散散步。 2．让自己按时睡觉。

3．睡前一杯温牛奶，轻松睡到大天亮。

4．要有正确的睡姿，一般来说，正确的睡姿是向右侧卧，微曲双腿，身体自然放松，一手屈肘放枕前，一手自然放在大腿上。

5．加强锻炼，可以根据自己的体质、体能、兴趣等选择适量体育活动，如慢跑、快走、游泳等。锻炼时间最好选择在下午或晚上9点前。

注：以上建议适用于轻度失眠者，或者作为辅助的防治手段。如果因疾病导致严重失眠，或长期受睡眠困扰而出现失眠，必须找医生进行治疗。

温馨提示

"失眠"的人可以多摄入一些养心宁神、健脾补肾的食物，如桂圆、蛋黄、红枣、莲子、牛奶、核桃、食醋等。

下面这两道菜肴，对电脑一族来说，既可补充丰富营养，又可有效防治失眠。

1．酸枣仁汤：酸枣仁15克捣碎，水煎，每晚睡前1小时服用。酸枣仁能抑制中枢神经系统，有较恒定的镇静作用。对于血虚所引起的心烦不眠或心悸不安有良效。

2．桂圆莲子汤：取桂圆、莲子各100克两煮成汤，具有养心、宁神、健脾、补肾的功效，最适合于中老年人、长期失眠者服用。

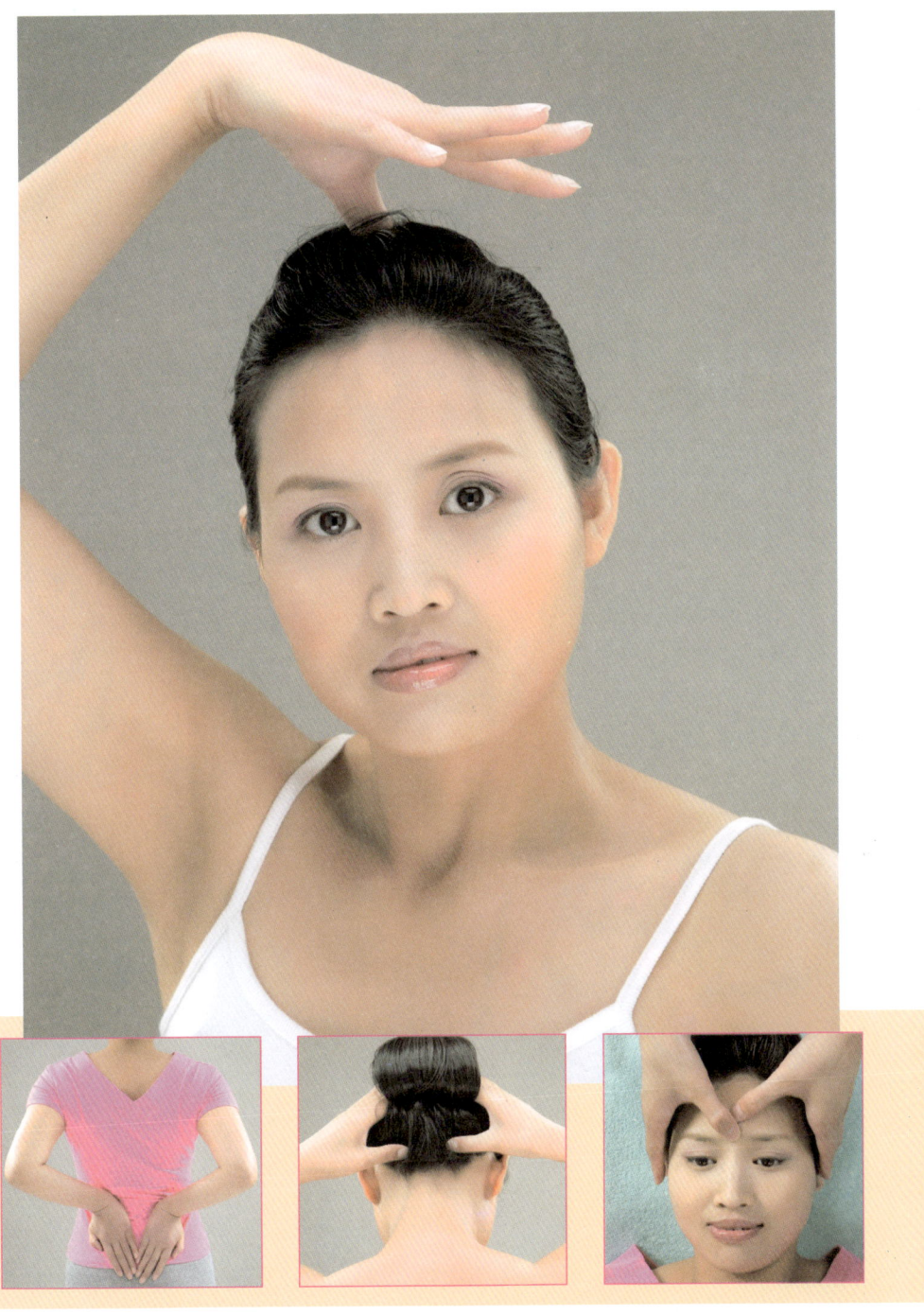

疲劳综合征正在蔓延

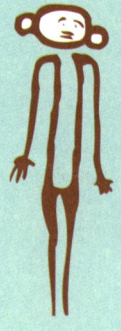

有关资料估计，美国每年有600万人被怀疑患有疲劳综合征。澳大利亚处于这种疾病状态的人口比例达37/10万。在亚洲地区，处于亚健康状态的比例则更高。日本公共卫生研究所的一项研究发现，接受调查的数以千计的员工中，有35%的人正忍受着慢性疲劳综合征的病痛，而且至少有半年病史。

我们的课题组针对北京20岁到50岁的2000位办公室人群的调查问卷同样发现，1156位受访者选择了这一项，占受访人群的百分比是57.8%。

电脑族的头号大敌——疲劳综合征

由于电脑的普及，我们的社会和人们的生活方式也发生了极大的变化。人们从原来彻夜的"伏案疾书"，变成了现在整日面对电脑的敲敲打打。面对电脑屏幕的时间越长，受到的辐射也就越大，缺乏必要的体育活动也会令周身的新陈代谢发生紊乱，再加上精神压力大、起居作息不规律，疲劳综合征也就悄悄地来临了。

慢性疲劳综合征是1988年由美国疾病防治中心命名的一种新型疾病，主要特点是持续存在或反复发作的慢性严重疲劳，同时伴有睡眠障碍症状、疼痛症状、类流感样症状、免疫功能低下症状等的一类综合症候群。通常表现为：

1．经常失眠、多梦、不易入睡，白天打瞌睡。
2．全身疲惫，经常腰酸背痛，一干活就累，一爬楼就感到吃力。
3．食欲减退，有时会偏食，容易饭后消化不良，出现便秘或大便次数增多。
4．皮肤干燥，面色灰暗，过早出现皱纹或色素斑。
5．不爱对外交往，对所有事物都提不起兴趣。
6．情绪极不稳定，脾气暴躁，思绪混乱，记忆力明显减退，做事缺乏信心。
7．有的人会出现视物模糊，对光敏感，还有耳鸣、听力下降等。
8．女性还会出现月经不调或提前闭经等，男性会出现阳痿、早泄、性欲减退等。

疲劳是身体出问题的信号

患有疲劳综合征的人，从西医检查上一般并没有重大异常，各项指标一般都在正常的范围以内，但如果就此忽视了对它的调整与治疗，往往会出现多个系统的损害。

在心理方面，长期的不适感往往会造成情绪上的不稳定，从而出现焦虑、急躁、易怒、思维混乱、记忆力下降等状况，大大影响工作效率和日常人际关系。自己的身体方面也会出现各种问题，比如面部的色斑、浅纹、油脂分泌异常，肢体皮肤的干燥粗糙，腹胀、便秘、脱发，还会通过内分泌影响到自己的身材体态。更会影响到我们的运动系统、神经系统、消化系统、感官系统、心脑血管系统。严重的甚至影响到生殖系统，影响到下一代的健康。

中医治疗疲劳综合征有优势

目前，国际上对于疲劳综合征的研究仍在继续，仍不能对其病因病机做出明确的解释，故临床上缺乏有效的治疗手段和药物。

然而，中医在治疗疲劳综合征上有我们独到的方法。药物方面，中医可以通过中药材的组方调剂来调理人体气血，疏通人体气机，从而不仅能够预防缓解疲劳综合征的各种症状，还能够从根源上助益健康。

腿疗有效解疲劳

1．腿浴药物：柴胡30克，夜交藤30克，当归30克，川楝子30克，淫羊藿30克。

以上药物加水1200毫升左右，煎煮30分钟后余500~600毫升药液倒入桶中，待温度降至40℃左右时，浸泡双小腿20~30分钟，以后背微微出汗为宜。为了增加药物浓度，提高疗效，可以把药液放入塑料袋内，兑水至2500毫升左右。桶内袋外放入温水，两腿放于塑料袋内浸泡。

2．腿足按摩：可以按揉太冲、光明、阳辅这3个穴位来配合治疗。太冲穴在脚背上大趾和二趾间结合部之前的凹陷中；光明穴位于外踝尖高点直上5寸的地方；阳辅穴基本上在光明穴的斜前下方约一个横指。可以运用弹拨、一指禅推、点按揉、指振、指叩等手法进行辅助治疗。用力不宜过大，感觉局部微微酸胀为宜，每个穴位可以点按2分钟左右的时间，两边交替着操作。

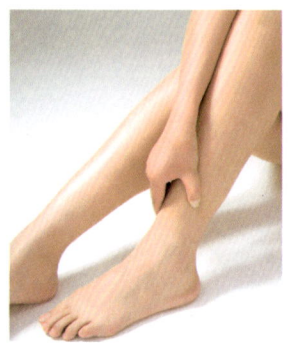
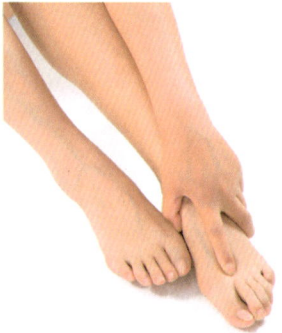
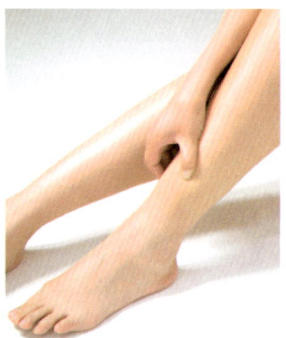

还有公孙穴。公孙穴位于足内侧缘，在第1跖骨基底的前下方，主治胃痛、呕吐、腹胀、腹泻等消化不良和心烦、失眠等问题。可以运用一指禅推、弹拨、点按揉等手法进行按摩。

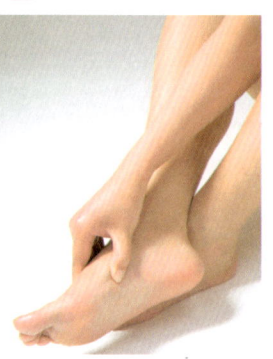

温馨提示

苏木泡腿巧解疲劳

取苏木150克，煎煮30分钟后，兑凉水，使水温降到40℃左右，浸泡双下肢20~30分钟，后背微微出汗为宜。苏木可以活血通络、解痉松肌，使血管收缩舒张，加快代谢产物的排除，还有养血安神的作用。

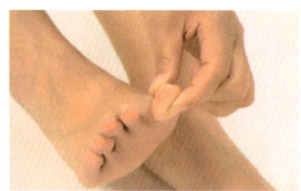

泡完腿后，大家按掐自己的十个脚趾肚，掐到略微酸胀就可以。另外，泡完双下肢后，可用小皮锤轻轻敲打承山穴5分钟，可以辅助苏木汤发挥疗效。

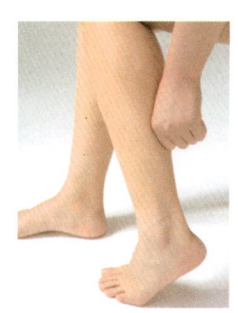

按摩穴位，缓解疲劳综合征

1. 干洗脸

将双手掌搓热，轻按于面部，稍加压力，并做环绕洗脸动作15次左右，有缓解紧张、活血养颜的功效。

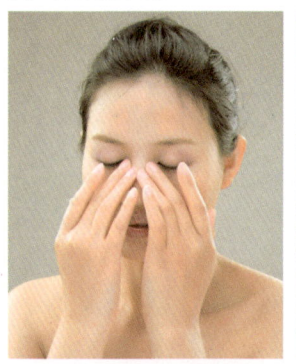
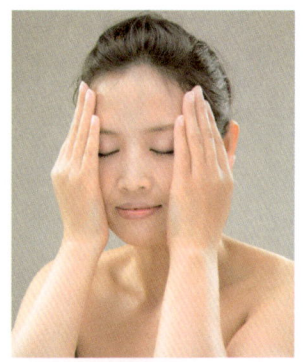
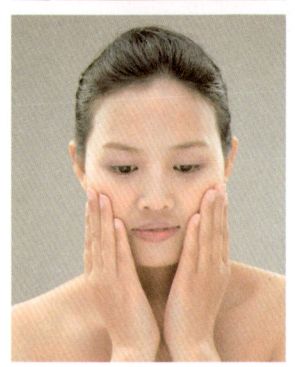
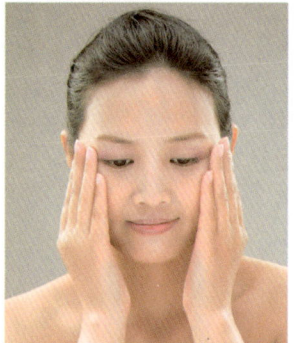
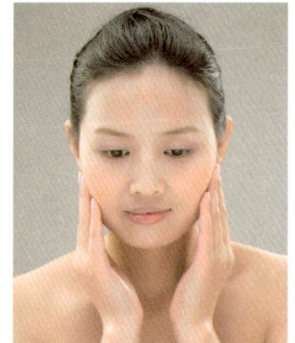

2. 干梳头

双手五指张开,手指第一、第二关节自然弯曲。双手由前额发际开始慢慢向后梳头,将双手想象成为一把梳子,重复此动作10次左右,有提神醒脑、活血生发的作用。

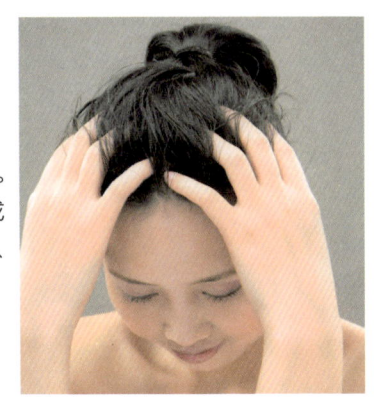

3. 按揉足三里

用拇指点按足三里穴,适当用力按揉0.5～1分钟,以有酸胀感为佳,有健脾和胃、补气养血的功效。

4. 按揉三阴交

用拇指点按三阴交穴,适当用力按揉0.5～1分钟,以有酸胀感为佳,有健脾益血、养颜安神的功效。

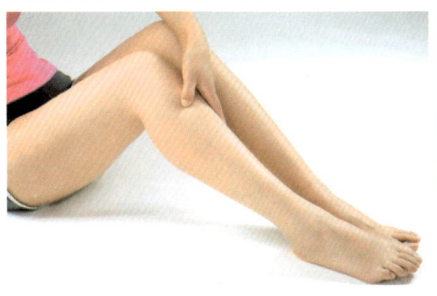
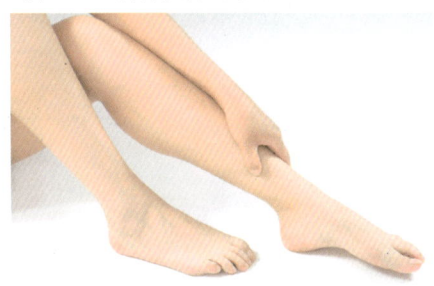

5. 按揉印堂穴

印堂穴位于两眉连线的正中间。按摩时将中指放在印堂穴上,用力点按10次,然后再顺时针揉动20~30圈,逆时针揉动20~30圈就可以了。

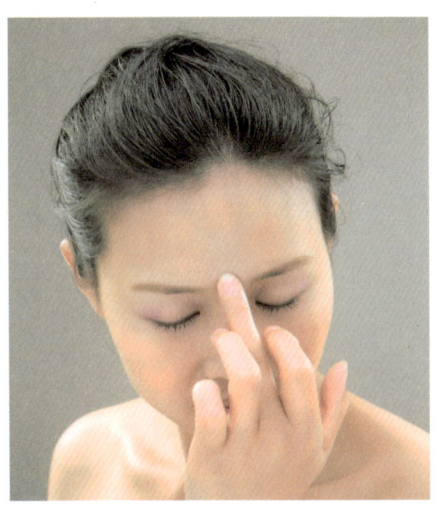

6. 按揉神庭穴

神庭穴位于印堂穴上面，发际正中直上半寸左右。将中指放在神庭穴上，用较强的力点按10次，然后再顺时针揉动20~30圈，逆时针揉动20~30圈就可以了。

以上手法每日做1~2次，在治疗期间应避免受寒，颜面部可做热敷，帮助缓解紧张，疏通气血。

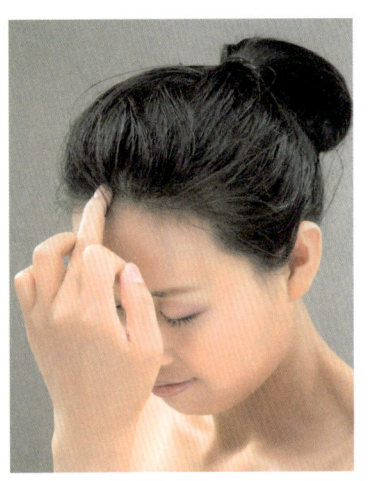

怎样预防疲劳综合征

1．正确面对，调节情绪。

轻松的心态，往往是调整疲劳综合征的第一步。当感觉疲劳的时候不妨休息一下，做些自己喜欢的事情，调节情绪，这样可以增加后续的工作效率。

2．生活规律，起居有常。

疲劳综合征往往是由于不按时休息，没有得到充足的睡眠，导致生物钟的紊乱。睡眠是人体进行排毒工作的重要时段，良好的睡眠有助于体内废物的代谢。

3．按时休息，防止过劳。

我们建议每连续使用电脑1个小时以后，应当空出10分钟左右的时间进行休息，喝点水，站起来活动活动，望望窗外。

4．加强锻炼，增强体质。

以利用休息时间跑跑步，锻炼锻炼身体。强壮的体魄有助于抵御外邪的侵袭。另外，运动也是放松的良好途径之一。

"脸面问题"不是小问题

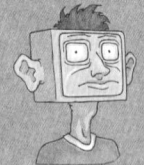

爱美之心，人皆有之。无论是男是女，拥有一张健康的脸，是很自然的追求。但是，现在很多人发现，在长时间使用电脑工作后，会出现不同程度的皮肤问题，这让人尤为困惑。我们的课题组针对北京20岁到50岁的2000位办公室人群的调查问卷同样发现，1476位受访者选择了皮肤问提这一项，占受访人群的百分比是73.8%。"脸面问题"对不少电脑族来说，已经是当务之急。

电脑"妒"容颜

长时间使用电脑，可以引起下列皮肤问题：

1．皮肤干燥、粗糙、脱屑，弹性下降，毛孔增大。

2．皮肤油脂分泌异常。

3．浅色斑。

4．皮肤过敏。

5．青春痘。

6．毛囊发炎。

有研究显示，电脑在开机状态下，显示器等通电线圈周围会形成一个静电场。静电场很容易吸附空气中漂浮的微小颗粒，如尘埃。所以，在使用电脑时，我们其实是置身在一个尘埃浓度较高的环境之中，很容易让皮肤产生过敏反应。大量的灰尘也会吸附在我们的面部，堵塞毛孔，导致各种皮肤疾病。

面部皮肤病不是小毛病

面部是人们尤其是年轻女士最在意的地方，面部出现痘痘、色斑、痤疮等问题，首先影响美观，给人们带来很大的心理负担。其次是有损健康。有些化脓性感染即使治愈也会留下瘢痕，严重者还可引起全身中毒症状，威胁到人们的生命。

中西医治疗各有千秋

不同的皮肤疾病治疗方法也是多种多样的，西医经常采取对症治疗，比如对于过敏引起的皮肤问题，应用抗过敏的药物，口服配合外用，往往能在短时间内起到不错的效果。但是，当我们再次接触过敏原的时候，症状会反复。

中医强调整体治疗皮肤病，除了要确诊皮肤病的内在病因外，还要和发病季节、患者病程病史、体质强弱、发病症状等联系起来，有副作用少、不含激素，对皮肤刺激伤害小的特点。

用腿疗解决面部的问题

中医认为，皮肤的问题和肺气的盛衰关系极其密切。若肺虚失润，就表现为毛发枯燥，皮肤粗糙、缺乏光泽。肺主皮毛，肺气充足，气血就充盈，这种情况下，就不容易出现皮肤问题。

很多人都怀疑，腿脚离脸这么远，腿疗怎么可以解决皱纹、褐斑、老年斑这些问题呢？其实原因很简单，一方面是腿浴时间较长，每次都能出汗，可使毒素排出；二是改善了面部微循环，使面部的肌肉、皮肤得到了充分营养；第三，通过腿部对药物的吸收，使全身气血得到调理，改善人体自身的调节功能。

因此，腿疗重点是强化肺气、调理气血，帮助身体排除毒素。

排毒养颜方：益母草30克，白芍30克，白芷30克，刘寄奴30克，桂枝30克，生大黄30克。

以上药物加水1200毫升左右，煎煮30分钟后余500~600毫升药液倒入桶中，待温度降至40℃左右时，浸泡双小腿20~30分钟，以后背微微出汗为宜。为了增加药物浓度，提高疗效，可以把药液放入塑料袋内，兑水至2500毫升左右。桶内袋外放入温水，两腿放于塑料袋内浸泡。

按摩穴位，缓解"面子病"

1. 干洗脸

将双手掌搓热，轻按于面部，稍加压力，做环绕洗脸动作，做15次左右。也可以配合自我按摩，以两手的中指和无名指作为按摩指，将没有干洗到的部位，如鼻梁、眼眶、耳廓、发际等处逐一按摩。右手指以顺时针方向，左手指以逆时针方向，按摩约3分钟。有缓解紧张、活血养颜的功效。

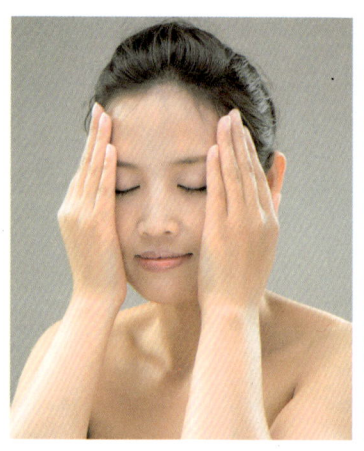
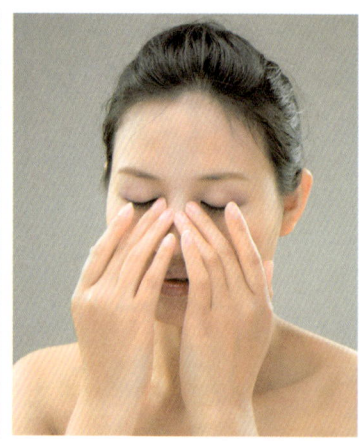

2. 揉面

用指腹顺着皮肤纹理轻揉皮肤，捋顺放松面部肌肉。面部皮肤的纹理多是水平的，所以手法也多是横向的。这样做可以舒筋活血。

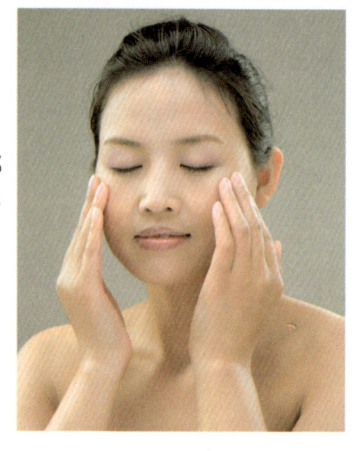

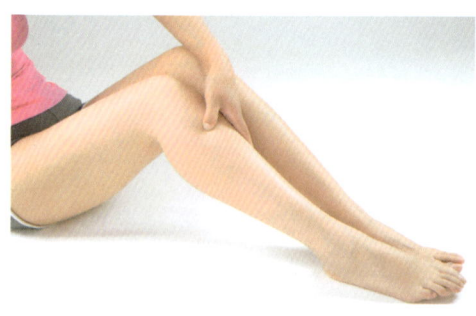

3. 按揉足三里

用拇指点按足三里穴，适当用力按揉0.5～1分钟，以有酸胀感为佳。有健脾和胃、补气养血的功效。

4. 按揉三阴交

用拇指点按三阴交穴,适当用力按揉0.5～1分钟,以有酸胀感为佳。按揉这个穴位有健脾益血、养颜安神的功效。

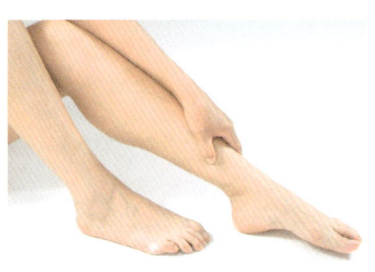

5. 按揉血海

血海是足太阴脾经穴位,屈膝,以对侧手掌按住膝盖,2～5指向膝上伸直,拇指向膝内侧约成45°角斜置,指端取穴。可用拇指或掌根按揉,每天坚持按摩5分钟,能起到调理全身血液的作用。

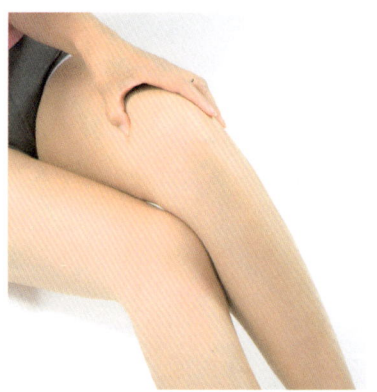

6. 捋耳朵,揉太阳

双手五指并拢,食指、中指夹住双耳,上下摩擦,至自觉双耳发热即可。耳朵上的穴位众多,是人体身体各个部位的投影。这样做不但可以美容养颜,更能调理五脏。

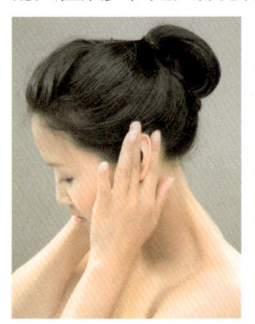 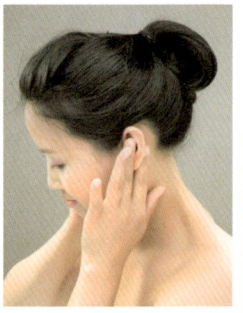

双手掌根部位按住太阳穴5秒左右,再环绕轻揉10秒。也可用同样的方法刺激腭骨和下颚骨之间的肌肉。这样可以收紧面部肌肉,促进血液循环,让皮肤变得更加好看。

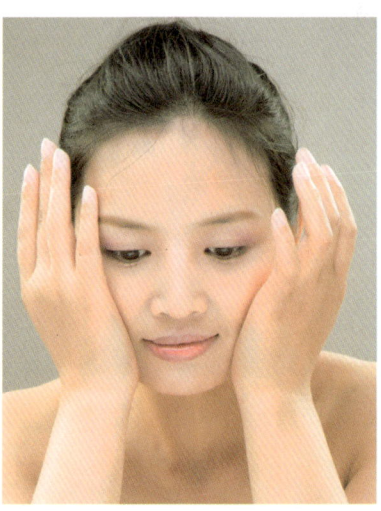

7. 轻轻拍打面部

在清洗完面部后,闭目放松,两手指部放在面部下方,按照由下往上、由内往外的顺序拍打面部各处。动作要轻、快,以造成面部皮肤颤动为宜。每分钟拍打频率在200下左右。每次3分钟左右。

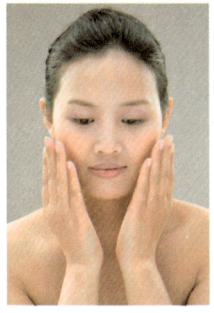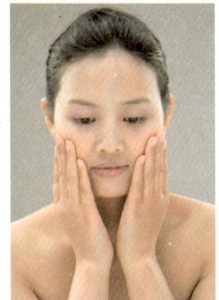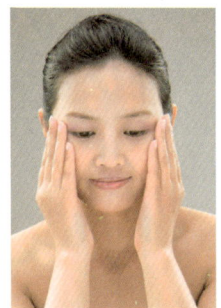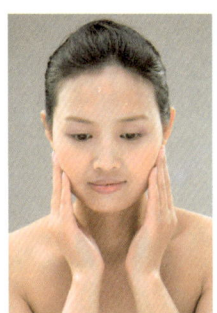

从生活细节开始"清洁"面部

1．清洁书桌。

很多人在电脑周围胡乱堆放书本、杂志,这是很不好的习惯。这些随手乱放的物品很容易积攒灰尘,会进一步恶化电脑周边环境。

2．清洁屏幕,开窗通风。

电脑屏幕上的灰尘需要及时清理,并保证室内空气清新清洁。当然,电脑键盘的缝隙也不要落下。

3．按时休息,端正坐姿。

使用电脑1个小时后要及时休息。还要注意坐姿,不要离电脑屏幕过近。

4．充足睡眠,合理饮食。

睡眠是保证皮肤活力的重要因素。平时要注意适量饮水,多吃富含维生素和微量元素的食物,摄入各种富含矿物质食物,适量食用富含胶质的食物。

可以利用休息时间跑跑步,锻炼锻炼身体。强壮的体魄有助于抵御外邪的侵袭。另外,运动也是放松的良好途径之一。

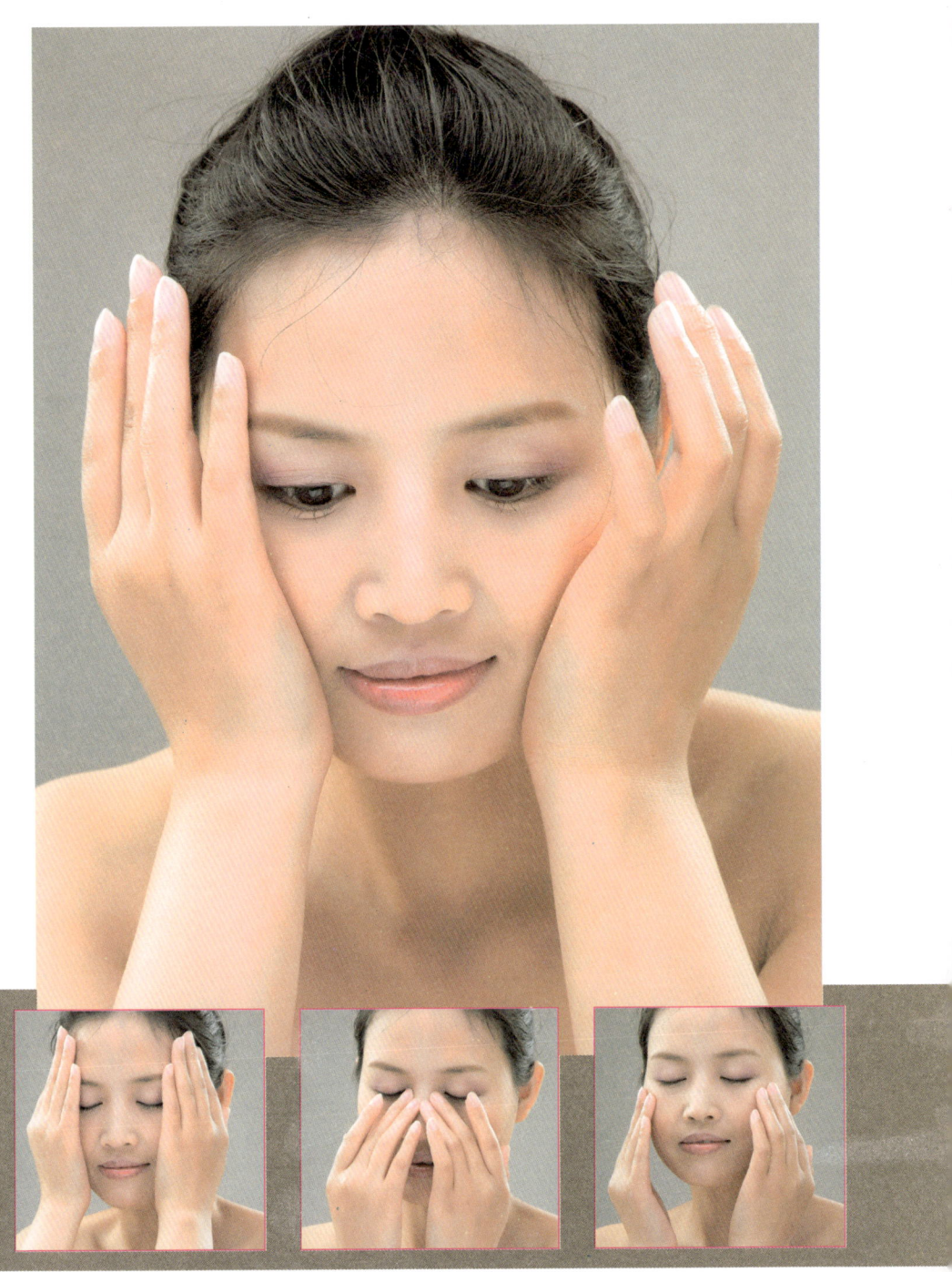

年纪轻轻，肩周炎高发

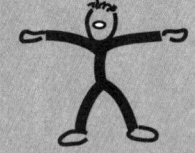

国外的统计资料表明,肩周炎的发病率高达2%~5%。有关调查发现,在我国城市人口中,肩周炎发病率为8%,女性的发病率略高于男性。随着生活节奏的加快,肩周炎患者出现明显的低龄化趋势,特别是不少年轻的电脑一族,不断加入患者的行列。我们的课题组针对北京20岁到50岁的2000位办公室人群的调查问卷同样发现,1388位访者选择了肩周炎这一项,占受访人群的百分比是69.4%。

长期使用电脑，肩周炎高发

所谓肩周炎，就是医学上说的肩关节周围炎，主要表现为肩部逐渐产生疼痛，夜间为甚。肩关节活动功能受限而且日益加重。

肩周炎以往多发生于50岁左右的中老年人。但是，近年来一些年轻白领也加入了这个队伍中。这些人由于工作时长期坐在电脑前，肩关节的活动相应减少，尤其是上肢长期垂于体侧，已经成为肩周炎最主要的诱发因素。

> 经常使用电脑的朋友，要调整好电脑屏幕的高度，使其与眼球持平。理想的键盘高度应该是两肩自然下垂，不用抬肩，手腕自然而放松就能触摸到的高度。这样才能使颈肩部肌群得到放松，从而减少颈肩部位疼痛的发生。

肩周炎危害不容小视

肩周炎的病人常常没有特殊的症状，大多只是肩关节僵硬，无法举高，转动手臂及肩周时隐隐作痛。因此，大部分病人以为这种轻微疼痛能忍就忍，只要多休息，肩关节尽量少动，这些症状便会自动消失。结果本来只有动作时才痛的肩膀，变成晚间也疼痛不已，进而影响睡眠。病情进一步发展，就会严重影响患者的日常生活，患者可能无法抬手抓着地铁车厢中的扶手，女士们没办法梳头发、扣裙扣、晾衣服。久而久之，患肢的肌力也会渐渐变差。

肩周炎的表现有哪些

患者首先表现为肩部某一处疼痛。随着病程的延长,疼痛范围扩大,扩展到上臂中段,同时伴有肩关节活动受限。

1．肩部疼痛:起初肩部呈阵发性疼痛,多数为慢性发作,以后疼痛逐渐加剧,或钝痛,或刀割样痛,且呈持续性。气候变化或劳累后,常使疼痛加重。疼痛可向颈项及上肢(特别是肘部)扩散。当肩部偶然受到碰撞或牵拉时,常可引起撕裂样剧痛。

2．肩关节活动受限:肩关节向各方向活动均可受限。当肩关节外展时,会出现典型的"扛肩"现象,梳头、穿衣、洗脸、叉腰等动作均难以完成。严重时肘关节功能也可受影响,屈肘时手不能摸到同侧肩部,尤其在手臂后伸时不能完成屈肘动作。

3．怕冷:患处的肩部怕冷。不少患者终年用棉垫包肩,即使在暑天,肩部也不敢吹风。

4．压痛:多数患者在肩关节周围可触到明显的压痛点,压痛点多在肱二头肌长头腱沟、肩峰下滑囊、喙突、冈上肌附着点等处。

5．肌肉痉挛与萎缩:三角肌、冈上肌等肩周围肌肉早期可出现痉挛,晚期可发生废用性肌萎缩,出现肩峰突起、上举不便、后弯不利等典型症状,此时疼痛症状反而减轻。

推荐一套按摩操

1. 用健侧的拇指或手掌，自上而下按揉患侧肩关节的前部及外侧，时间1～2分钟。在局部痛点处可以用拇指点按片刻。

2. 用健侧手的第2～4指的指腹，按揉患侧，时间1～2分钟。按揉过程中发现有局部痛点，亦可用手指点按片刻。

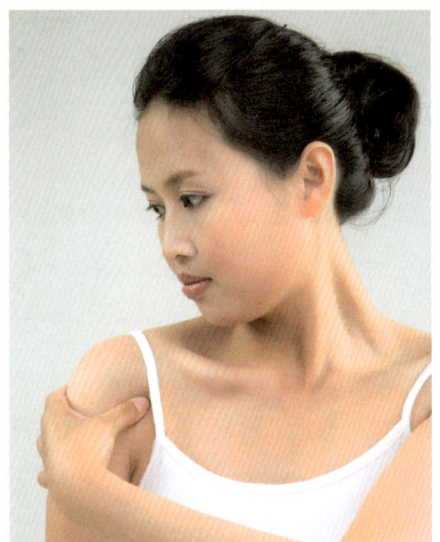
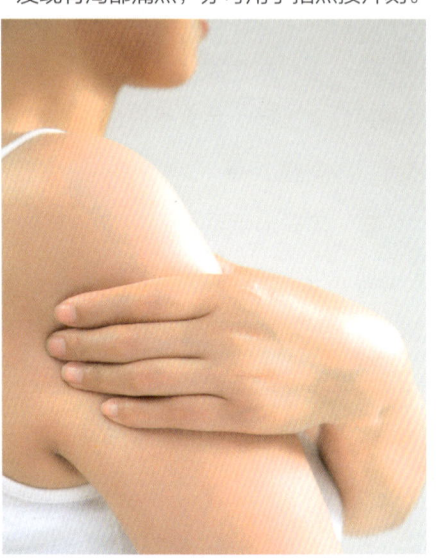

3. 用健侧拇指及其余手指的联合动作，揉捏患侧上肢的上臂肌肉，由下至上揉捏至肩部，时间为1～2分钟。

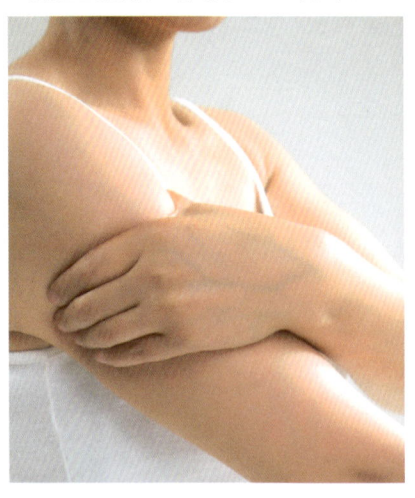
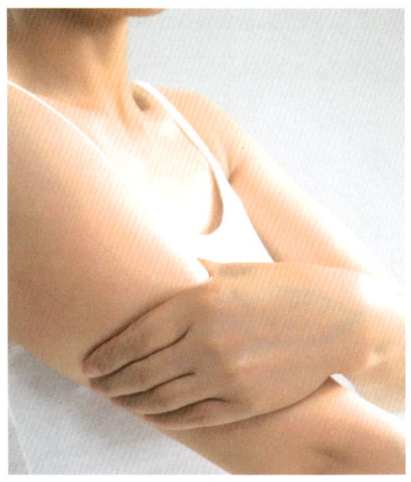

4．在患肩外展等功能正常的情况下，用上述方法进行按摩的同时，进行肩关节各方向的活动。

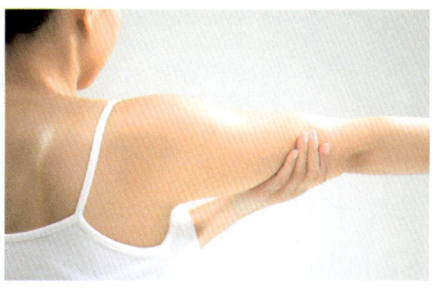 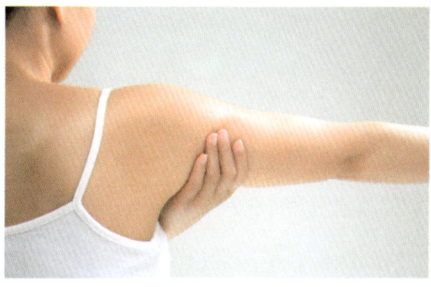

5．用手掌自上而下地掌揉1~2分钟。对于肩后部按摩不到的部位，可用拍打法进行治疗。

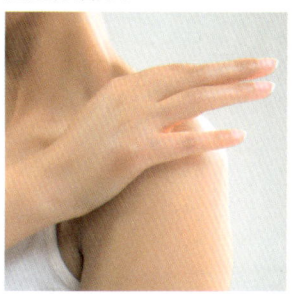 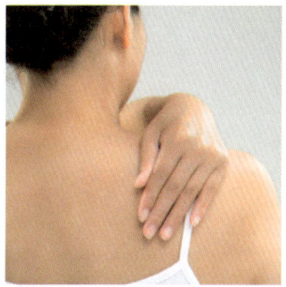 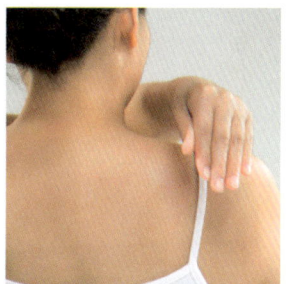

自我按摩可每日进行1次，坚持1~2个月，就会有较好的效果。

腿疗是一种理想的疗法

除了药物、针灸、拔罐、刮痧等传统治疗方法，腿疗也是一种理想的治疗方法。

腿浴药物：防风30克，鸡血藤30克，羌活50克，生艾叶30克，桑枝50克，姜黄30克。

以上药物加水1200毫升左右，煎煮30分钟后余500~600毫升药液倒入桶中，待温度降至40℃左右时，浸泡双小腿20~30分钟，以后背微微出汗为宜。为了增加药物浓度，提高疗效，可以把药液放入塑料袋内，兑水至2500毫升左右。桶内袋外放入温水，两腿放于塑料袋内浸泡。

还可以局部熏蒸治疗。

药物：麻黄6克，桂枝10克，肉桂6克，防己10克，刘寄奴10克，苏木10克，仙灵脾10克，红花6克，仙茅15克，海风藤10克，络石藤10克，鸡血藤10克，路路通10克。

将以上药物研为粗末，装入纱布袋中，缝口。一次熏蒸使用两剂，分别装入两个纱布袋。将两个纱布袋放入蒸屉中，待锅烧开后再蒸30分钟，改小火保温，将白酒或黄酒15～25克浇在纱布袋上。先取一个纱布袋用毛巾包裹，放于患侧肩部熏蒸，待凉后换另一个纱布袋继续熏蒸。两个纱布袋交替使用，连续熏蒸约20分钟。每天使用1次，连续使用1个月。疼痛剧烈时每天可早、晚各1次。

注：熏蒸时应防止烫伤；每袋药可用3天左右，待凉后放入冰箱保存。

坚持七个"小动作"，远离肩周炎

颈肩操是根据肩周炎的病因病机创编的，可以增强颈肩活动功能，疏通局部经络，促进血液循环，消除局部疼痛。每天坚持练1～2遍，就能收到满意的疗效。

1. 提重物旋转疗法

自己做一个沙袋，提在手中。沙袋的重量逐渐由轻到重，从1千克开始，逐渐增加到5千克。上身向前自然弯曲，肩膀自然下垂，手持沙袋向下旋转画圈摆动，先顺时针转，然后逆时针转。一天做三四次，一次绕十几、二十几次。但应注意，沙袋不应过重，以免引起肩部肌肉的痉挛或者外伤。

2．对墙画圈疗法

患者面向墙壁，伸直手臂，对着墙壁象征性地做画圆圈的动作。

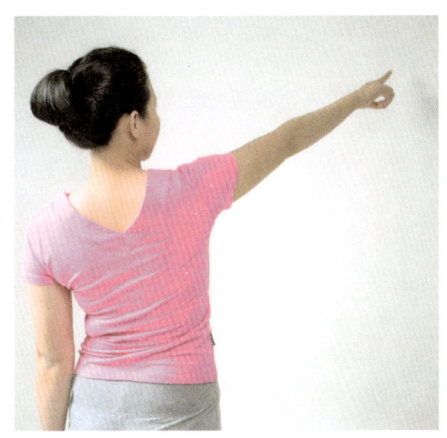

3．手爬墙疗法

用患侧的手按住前面的墙，从低到高，用食指和中指交替慢慢向上爬，爬到自己能够耐受的高度。每天这样训练若干次，对肩周炎的恢复也会有很大的帮助。

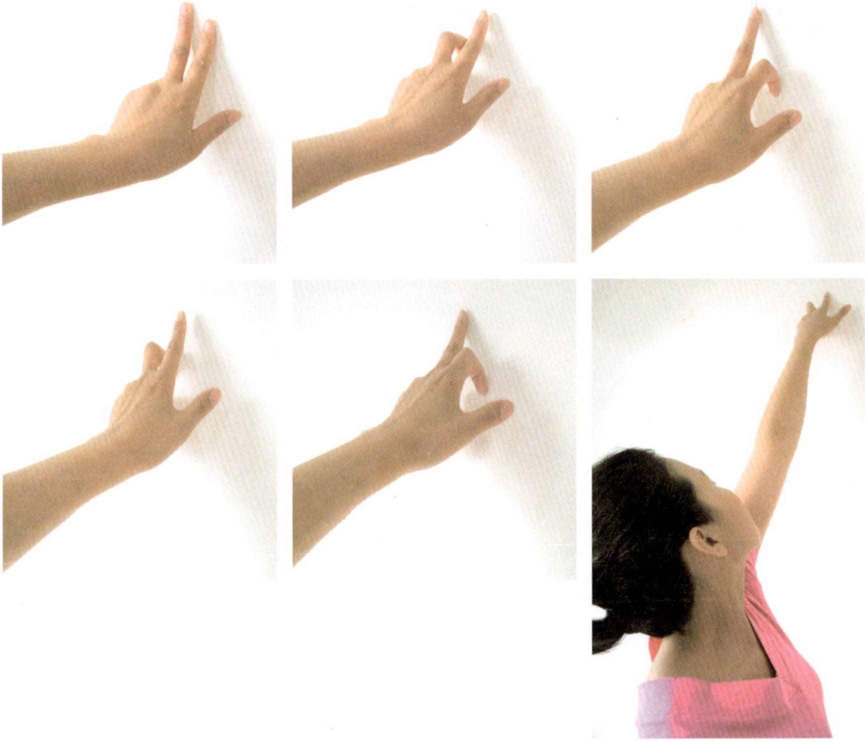

4．拉毛巾疗法

准备一条长毛巾，两只手各拽一头，分别放在身后，一手在上，一手在下，像搓澡一样拉拽。

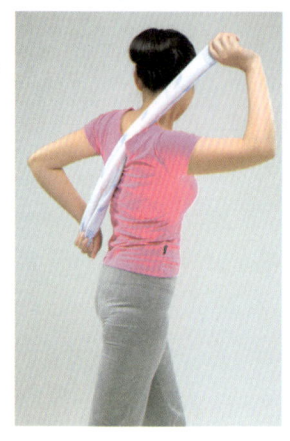

5．上肢绕脖子

两只胳膊分别从前向后、从后往前，用力做绕脖子的动作。

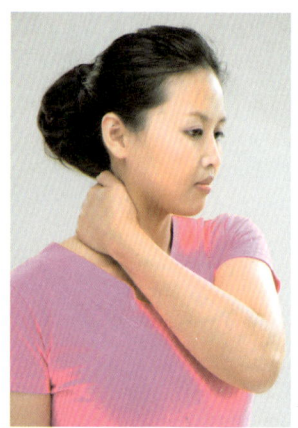 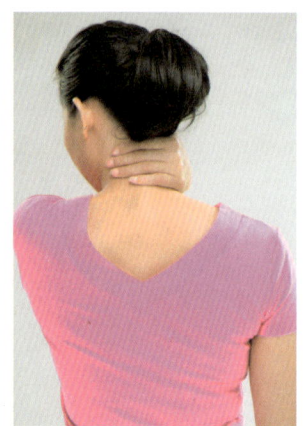

6．展臂站立

患者上肢自然下垂，双臂伸直，手心向下缓缓外展，向上用力抬起，到最大限度后停1分钟，然后回到原处。反复进行5~10次，然后回到原处。反复进行。

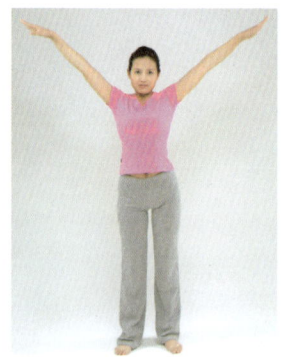

7. 头枕双手

患者仰卧位，两手十指交叉，掌心向上，放在头后面的枕部。先使两肘尽量内收，然后再尽量外展。

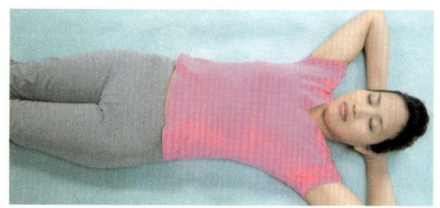
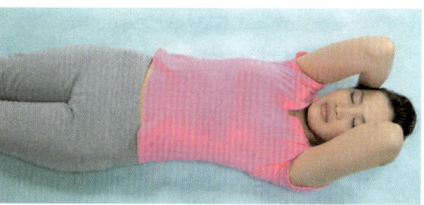

注意生活细节，预防肩周炎

平时应注意防寒保暖，特别是避免肩部受凉。经常伏案的人应注意调整姿势，避免慢性劳损和积累性损伤。

患者可经常练太极拳、太极剑，或在家里进行双臂悬吊，使用拉力器、哑铃以及进行双手摆动等运动。但要注意运动量，以免造成肩关节及其周围软组织的损伤。也可以对健侧采取有针对性的预防措施。

下面这些小偏方也有助于巩固疗效，缩短病程。

1. 用老生姜500克，葱白200克，甜酒250克。将前二味药捣烂后，炒热，酒调，敷在痛处。

2. 白芍桃仁粥：白芍20克，桃仁15克，粳米60克。先将白芍水煎取液，约500毫升；再把桃仁去皮尖，捣烂如泥，加水研汁，去渣；用二味汁液同粳米煮为稀粥，即可食用。适用于肩周炎晚期瘀血阻络者。

当心被鼠标咬到手

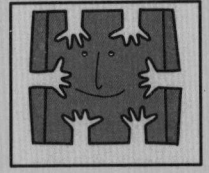

根据美国劳工部统计，雇员上半身（如手腕、手肘、肩）的重复性劳损将近占了已报道职业病的2/3，而最常见的劳损就是鼠标手。鼠标手成为美国20世纪90年代最主要的职业病，造成相当大规模的雇员残疾。在我国，关于鼠标手的危害虽然没有明确数据显示，但是，通过一些资料，我们也可以看出鼠标手的发病率正处于上升趋势，值得人们重视！

我们的课题组针对北京20岁到50岁的2000位办公室人群的调查问卷同样发现，1364位受访者选择了这一项，占受访人群的百分比是68.2%。

鼠标手成了现代文明病

鼠标手，学名"腕管综合征"，指人体的正中神经以及进入手部的血管，在腕管处受到压迫所产生的症状，是周围神经卡压综合征中最常见的一种。现代越来越多的人长时间地接触、使用电脑，每天重复着在键盘上打字和移动鼠标，手腕关节因长期密集、反复和过度的活动，逐渐形成腕关节的麻痹和疼痛，使这种病症迅速成为一种日渐普遍的现代文明病。

鼠标手的表现为拇、食、中指麻木或疼痛，感觉异常，持物无力，以中指最为显著。有时关节活动还会发出轻微的响声，类似于平常所说的"缩窄性腱鞘炎"的症状，但其累及的关节却比腱鞘炎要多。当腕管内有炎症时，腕关节可有轻微肿胀及压痛，有时疼痛可牵涉到前臂，夜间或清晨症状最重，适当活动手腕后症状可以减轻。屈肘、前臂上举，双腕同时屈曲90°，1分钟内患侧会诱发正中神经刺激症状，阳性率达70%。

放任不管，危害极大

关于"鼠标手"只要早发现、早防御、早治疗，并没有什么可怕的，但是如果长期置之不理任其症状加重，可能会发展到不能开车和穿衣，手部肌肉变白，甚至出现手部肌肉萎缩、瘫痪，这就是所谓的腕管综合征。此外，患者可能会出现反射性交感神经营养失调，其结果是患者不得不放弃与计算机有关的工作。其他可能受"鼠标手"影响的职业，如音乐家、教师、编辑、记者、建筑设计师、矿工等，都是和频繁使用双手有关。

据来自新加坡的调查，女性是腕管综合征的最大受害者，其发病几率比男性高3倍，其中以30岁至60岁者居多，这是因为女性手腕管通常比男性小，腕部正中神经容易受到压迫。此外，一些怀孕妇女、风湿性关节炎、糖尿病、高血压、甲状腺功能失调的人，也可能患上腕管综合征。

根据病情选择治疗方式

1. 保守治疗

病情较轻者，可通过药物或者使用腕背屈位夹板法进行保守治疗。首先，要保持腕关节休息，可戴护腕或用石膏固定，限制腕关节活动，促进腕管内组织水肿的消退。理疗对消肿、止痛有一定疗效。也可用醋酸氢化可的松局部封闭，但不宜反复、多次进行，以免加重损伤。

2. 手术治疗

在保守治疗无效、症状明显或多次复发的情况下，病人需手术治疗。采用手术方法切开腕横韧带，使正中神经得到减压。有骨折、脱位者行切开复位或行必要的矫形治疗。有占位性病变时应切除。

中医按摩可以防治鼠标手

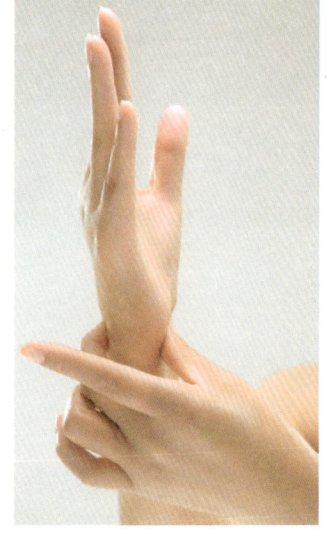

1. 揉腕关节

将拇指指腹按在患腕背侧，其余四指放在掌侧，适当对合用力捏揉腕关节0.5~1分钟。具有疏通经络、活血止痛的作用。

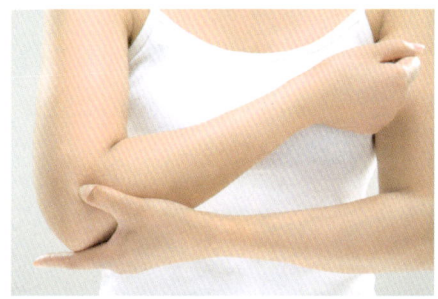

2. 按揉曲池穴

将拇指指腹放在患肢曲池穴，其余四指放在肘后侧，拇指适当用力按揉0.5~1分钟。以有酸胀感为佳。具有调节脏腑、活血止痛的作用。

3. 按揉手三里穴

用拇指指腹按在患侧手三里穴,其余四指附在穴位对侧,适当用力按揉0.5~1分钟。具有理气和胃、通络止痛的作用。

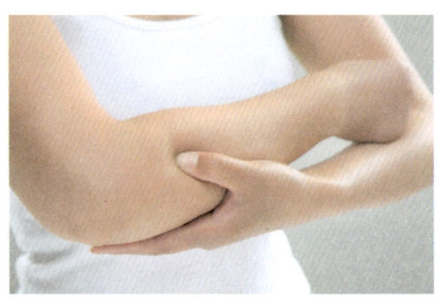

4. 摇腕关节

用健手握住患肢手指,适当用力沿顺时针、逆时针方向牵拉摇动0.5~1分钟。具有活血止痛、滑利关节的作用。

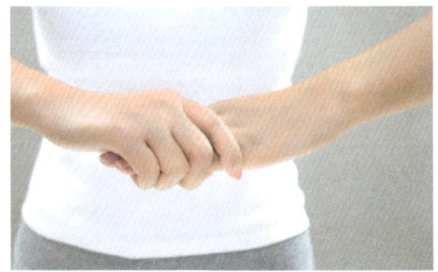
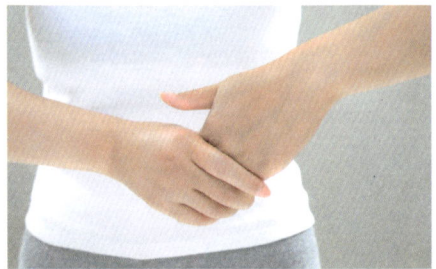

以上手法可每日做1~2次,在治疗期间应避免手腕用力和受寒,疼痛较甚时可做热敷,结合痛点封闭治疗,疗效会更好。

局部熏洗,防治鼠标手

熏洗药物:生黄芪30克,桂枝30克,透骨草50克,川椒10克,川芎30克,海风藤30克。

将上方药物放入1000毫升水中煎煮半小时,待温后将手放入药液中泡洗患处,每日1次,每次20分钟,2周1疗程。

6个小动作,让你远离"鼠标手"

这些动作主要训练腕部力量和手指灵活性,来缓解肌肉持续的僵硬。当然,患鼠标手一侧的肩部比另一侧肩部容易有劳损、酸痛等症状,因此肩部训练也必不可少。

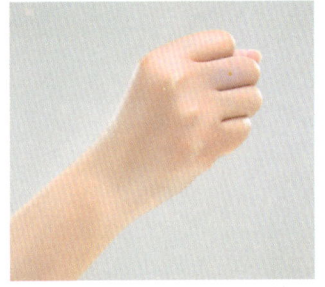

1. 顺时针和逆时针转动手腕各25次。

2. 手掌先向上握水瓶,从自然下垂到向上抬,然后手掌向下握水瓶,从下到上抬起,各25次,锻炼腕屈肌。

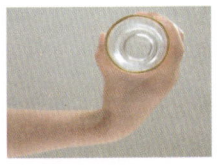 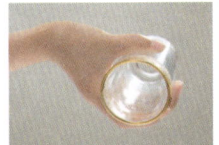
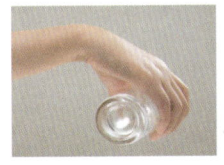 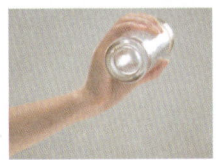

3. 用力展开双手的五指,每次20~30秒钟,做2~3次。

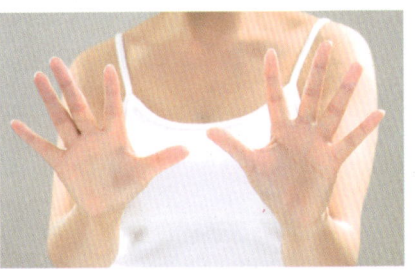

4. 双手持球或水果,上下翻动手腕各20次。

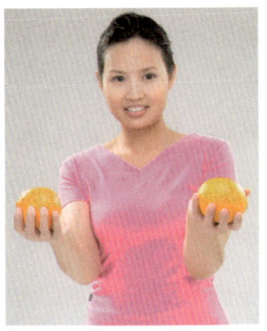 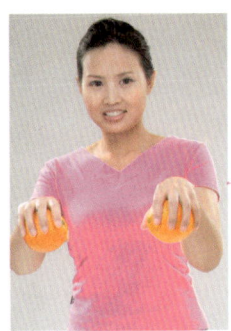

5．双掌合十，前后运动摩擦致微热。

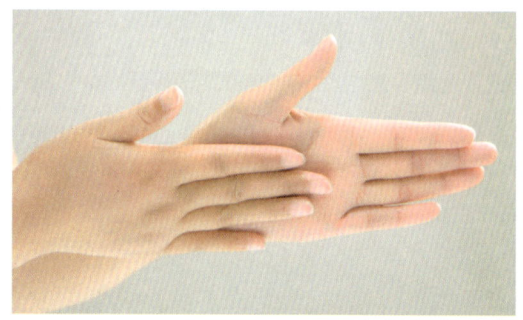

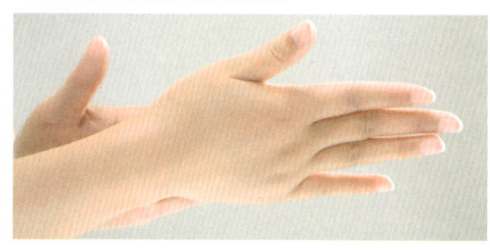

6．肩部：左手臂向右拉伸，颈部向左转动，右手臂向左拉伸，颈部向右转动，每次保持30~45秒，反复做几次。

日常生活中怎样保护手指

1．要有正确的坐姿，不要含胸驼背，不要双腿交叉。

2．键盘摆放在身体正前方，键盘和鼠标不宜放得过高，理想的位置应该是手自然下垂时，肘关节的位置就是键盘和鼠标摆放的高度。另外，使用鼠标时，手臂不要悬空，以减轻手腕的压力，肘部工作角度应该大于90°，以避免肘内正中神经受压。

3．要注意按时休息。每工作40分钟，就应该停下来休息，做一些手部按摩动作，如缓慢弯曲手腕。

4．注意保暖，避免寒冷、潮湿对手关节的刺激。

5．合理饮食，少吃高脂肪、高糖的食物，多吃些新鲜蔬菜、水果等。

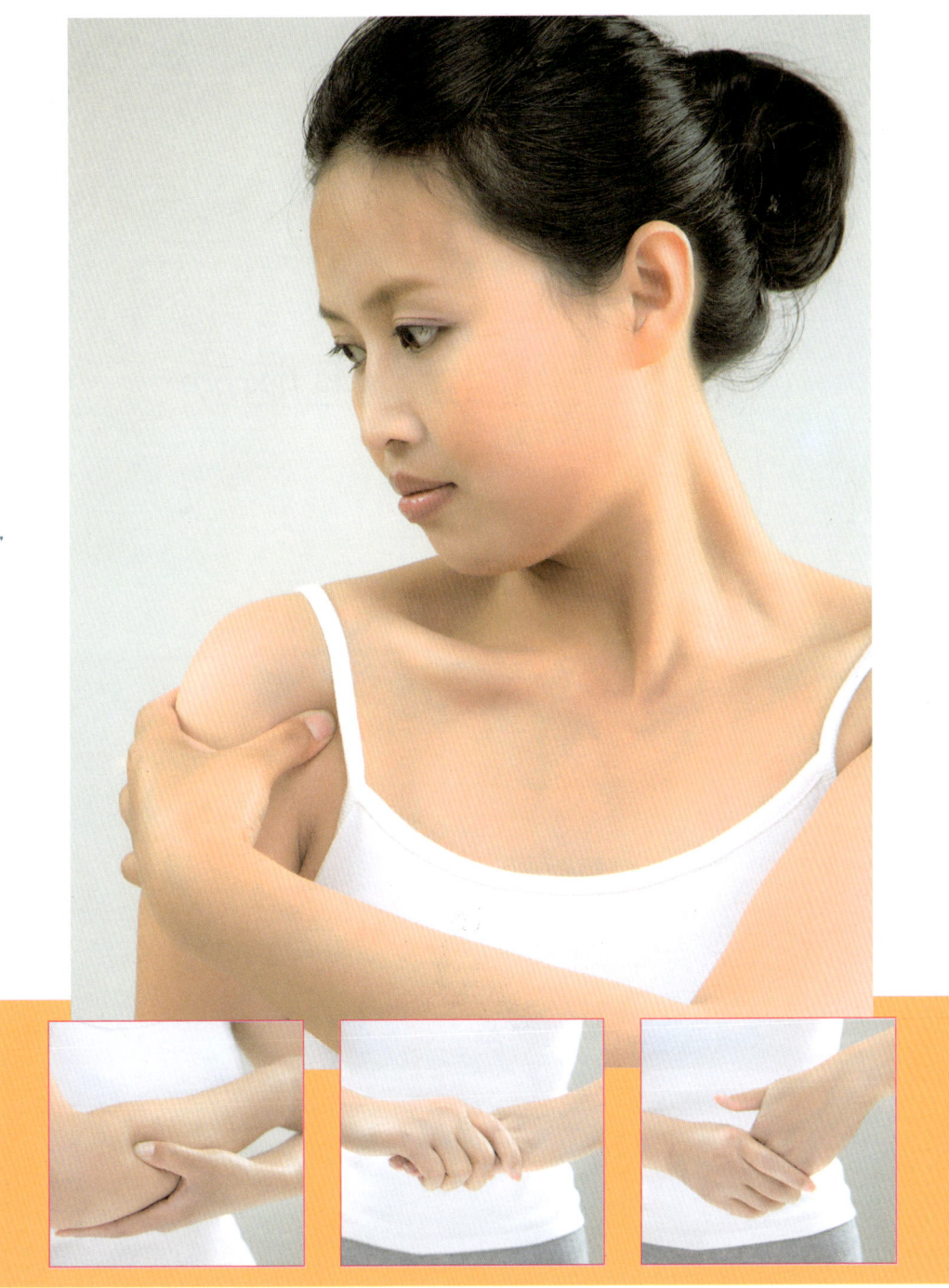

学生肘缠上了电脑族

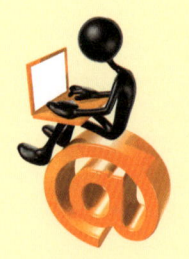

据国外流行病学统计,"学生肘"的发病率为0.4%,40~50岁之间是发病高峰期,无明显性别差异。我们的课题组针对北京20岁到50岁的2000位办公室人群的调查问卷同样发现,1316位受访者选择了这一项,占受访人群的百分比是65.8%。

电脑族为什么患上学生肘

所谓"学生肘",就是医学上说的肱骨内上髁炎,它是肘部损伤中最常见的一种,约占肘关节病的10%,仅次于肱骨外上髁炎与肱骨外髁骨折,占肘部损伤的第三位。

学生肘以往多见于青壮年或高尔夫球、网球运动者,因长期用力屈腕造成前臂屈肌起点反复牵拉而出现炎症。近几年因长期应用电脑而患此病的,屡见不鲜,其中以长时间握鼠标者略多。如用电脑绘画的人,手握鼠标持续不断地屈伸手腕,时间一旦过久,势必造成前臂屈肌群的劳损,作为屈肌群的附着点——肱骨内上髁最容易损伤。所以现在电脑族把学生肘无奈地称为"电脑肘",成为电脑族不可忽视的易患疾病之一。

其主要症状是肘关节内侧疼痛,有时会放射到前臂内侧,疼痛为持续性,呈钝痛、酸痛或疲劳痛。起病缓慢,无急性损伤史,劳累后疼痛加剧,如拎重物、长时间工作等。严重时握力下降,拧毛巾时疼痛最明显。

学生肘带来不小的麻烦

1．由于疼痛,生活中的很多事情都不能做,严重影响了生活质量和工作效率。

2．肱骨内上髁肌肉起点处反复损伤出现局部纤维增生,纤维瘢痕卡压局部深筋膜穿过的皮神经而形成难治性的肘部疼痛。

3．严重者会出现肘部肌肉萎缩和肘关节屈伸功能活动障碍。

局部熏蒸治疗学生肘

熏蒸药物：生麻黄20克，桂枝30克，刘寄奴20克，苏木50克，红花20克，海风藤50克。

将上述药物研为粗末，装入白布口袋中。将口袋放入蒸锅中，待水开后蒸30分钟，关火，在口袋上洒大约25克黄酒。用一块薄毛巾垫在患处，蒸热的口袋放在毛巾上进行熏蒸，待凉后再加热继续熏蒸，每次30分钟，每天1～2次，连续熏蒸半个月。

自我按摩，消除学生肘

1. 用拇指按揉曲泽、小海、少海、后溪及肱骨内上髁处压痛点各1分钟，以有酸胀感为度。

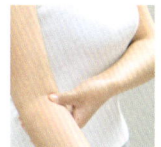 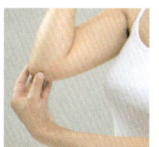 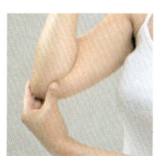 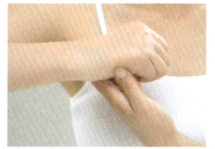 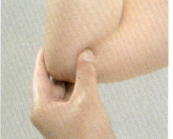

2．揉按肩髃穴

以一手中指指端放在患侧肩部肩髃穴，适当用力揉按0.5～1分钟。具有祛风通络、调和气血的功效。

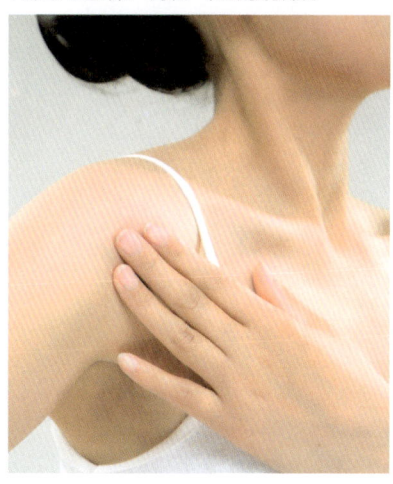

3．揉按肩井穴

以一手中指指端放在患侧肩部肩井穴，适当用力揉按0.5～1分钟。具有通络止痛、活血开窍的功效。

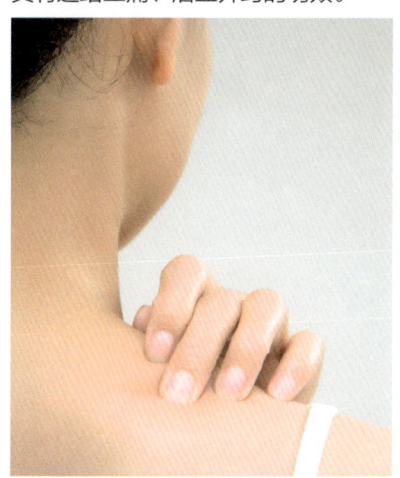

4．拿拨青灵穴

用一手拇指、食中指，放在患侧青灵穴，对合用力，拿拨0.5～1分钟。具有温经散寒、通络止痛的功效。

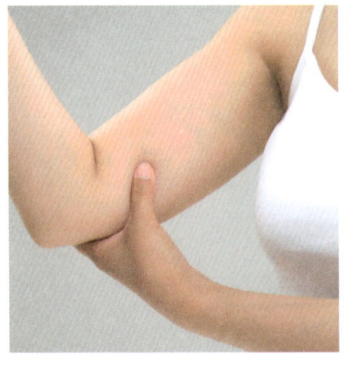

5．用拨法拨前臂屈肌，上下往返3～5次，重点在压痛点处。

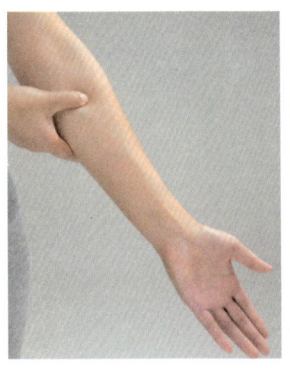 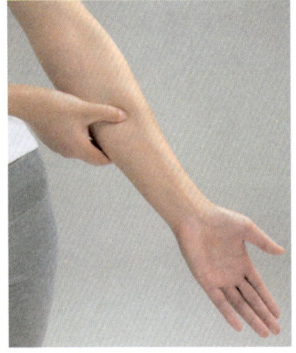 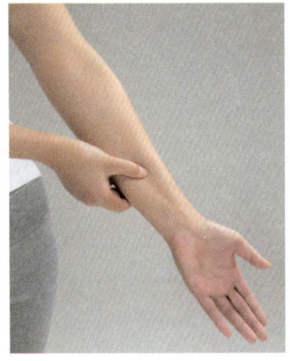

6．用健侧手掌在肘内侧部位做环形揉动约5分钟。

7．做患侧肘关节主动屈伸及前臂的旋前或旋后运动各20次。

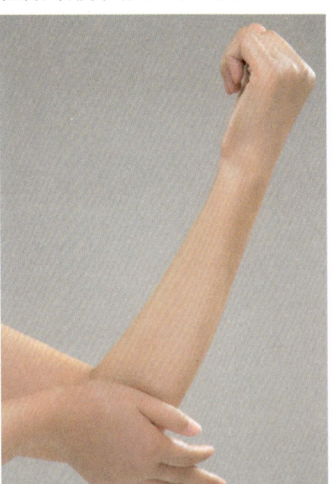 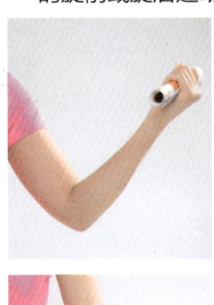 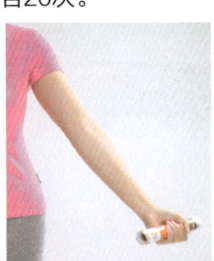 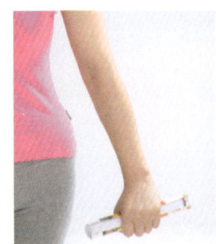 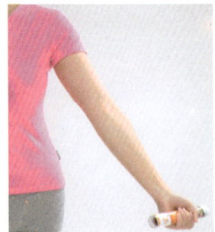

8．用健侧手掌在患侧肘内侧部沿前臂上下擦动，以透热为度。

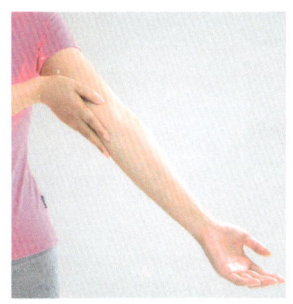
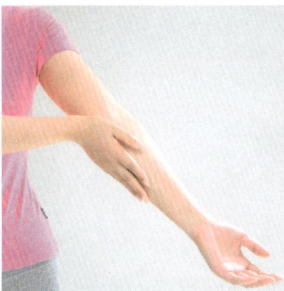
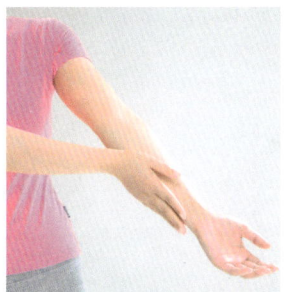

3个小动作，缓解"学生肘"

疼痛较重时，我们不建议进行锻炼，要多休息。疼痛较轻或反复发作的患者，可采用以下一些锻炼方法来预防和缓解疼痛。

1．屈伸腕部
肘部放松，做腕关节的主动屈伸动作，幅度由小逐渐变大，以不引起肘部疼痛为宜。

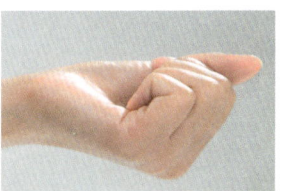
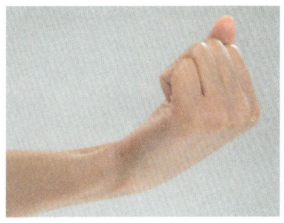

2．屈伸肘部
腕关节伸直，做肘关节的主动屈伸动作，幅度由小变大。

3．摇腕摇肘
由外向内摇晃腕关节和肘关节10次，再向相反方向摇晃10次。

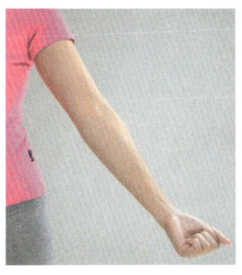
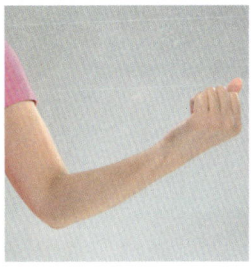
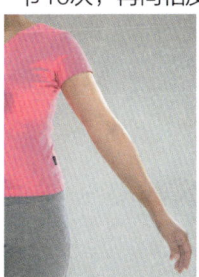
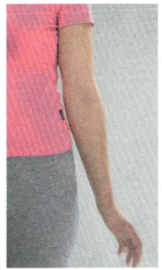

注意生活小细节，远离"学生肘"

1．操作电脑时，可加电脑专用肘垫，不要工作时间过长，注意劳逸结合。可以经常做关节屈伸旋转以及局部拍打按摩等动作。

2．买菜时，尽量使用推车，少提篮。提壶、倒水、拧衣物以及手提重物时要注意手腕姿势，不可背屈。

3．症状出现后，应减少电脑操作，减轻活动强度，可进行局部理疗或使用外用药物。

4．注意局部保暖，避免寒冷刺激。

温馨提示

下列两个食疗方也有助于巩固疗效，缩短病程。

1．桑枝鸡汤

食材：老桑枝60克，老母鸡1只，盐少许。

做法：将桑枝切成小段，与鸡共煮至烂熟汤浓，加盐调味，饮汤吃肉。

功效：可以祛风湿、止痹痛、补气血。适用于学生肘反复发作者。

2．葛根桂枝苡仁粥

食材：葛根30克，桂枝15克，苡仁30克，粳米60克，盐适量。

做法：将葛根、桂枝洗净后放锅内，加适量水煮沸30分钟后去渣留汁，将淘洗干净的薏苡仁、粳米，放入药汁中，煮沸后用文火慢熬，至米烂粥熟时加盐调味，分2次温服，每日1剂。

功效：可以温经散寒、舒筋通络。

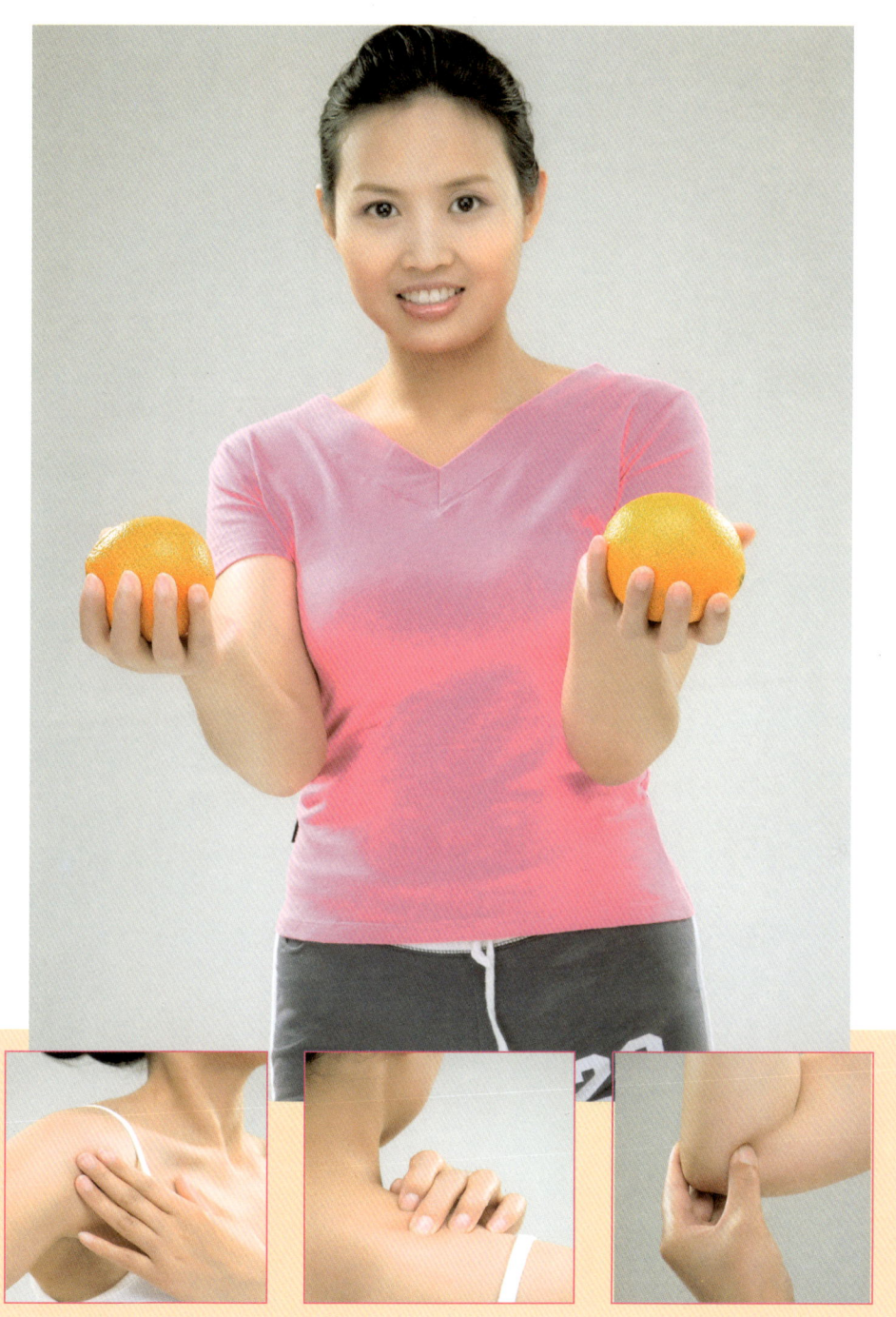

电脑族两成以上膝关节痛

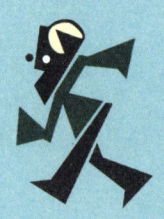

膝关节是我们身体最大最复杂的关节，膝关节疼痛也是骨科门诊最常遇见的问题之一。据我们调查显示，我们的课题组针对北京20岁到50岁的2000位办公室人群的调查问卷同样发现，1280位受访者选择了这一项，占受访人群的百分比是64%。

膝关节痛越来越年轻化

俗话说"人老先老腿",膝关节痛往往是膝关节退变的表现,也就是腿老的表现。主要症状有:

1．膝部疼痛:只要下蹲、转身、蹦跳、上下楼梯、久坐后站起,就会出现疼痛或疼痛加重,其他时间没有痛感或疼痛不明显。

2．晨僵:晨起后膝关节有僵硬感,稍稍活动后有一定程度的减轻。

3．弹响:膝关节屈伸时会听到"咔吧、咔吧"的弹响和滚珠的摩擦感。

4．压痛:膝关节周围压痛明显。

5．畸形:膝关节变形。

6．活动受限:下蹲困难,或者蹲下起不来,起来后蹲不下。

7．怕冷:遇风遇寒后膝关节疼痛加重,热敷后通常有所缓解。

随着电脑及网络的普及,膝关节痛在中青年中明显增加了。这是因为,电脑族一旦在电脑前坐定,就几个小时不动。腿部运动大量减少,腿部肌肉尤其是股四头肌肌力减弱,膝部韧带强度减小,膝关节滑液分泌减少,导致膝关节退变,从而发生脂肪垫劳损、韧带损伤、髌骨软化等,直至膝关节骨性关节炎。所有这些病变往往都表现为膝关节痛。如果再遭受风寒湿邪的侵袭,膝关节痛会更加严重。

膝关节护理要点:注意保暖防寒,夏天避免被雨浇,冬天外出带护膝。

膝关节痛严重影响生活质量

引起膝关节痛的原因有很多,如果人们对膝关节痛不加重视,任其发展,将会给人们的生活带来严重危害:

1．膝关节疼痛、酸胀、活动受限,甚至膝内翻畸形,影响生活质量。

2．长期膝关节痛可引起腰骶部及骨盆部病变。

膝关节痛从腿疗着手

腿浴药物：麻黄20克，川牛膝40克，红花30克，三棱30克，五加皮30克，千年健30克。

以上药物加水1200毫升左右，煎煮30分钟后余500～600毫升药液倒入桶中，待温度降至40℃左右时，浸泡双小腿20～30分钟，以后背微微出汗为宜。为了增加药物浓度，提高疗效，可以把药液放入塑料袋内，兑水至2500毫升左右。桶内袋外放入温水，两腿放于塑料袋内浸泡。

腿部按摩：

1．按揉血海、梁丘、犊鼻穴

犊鼻位于膝关节外侧叫做"外膝眼"的地方。我们把裤角撸上去，绷紧下肢，髌骨下面，有内外两个小窝，外侧形如小牛的鼻孔叫犊鼻穴。指尖向上，手指自然分开，手掌扣于髌骨上，拇指处大约就是血海穴，小指处大约就是梁丘穴。

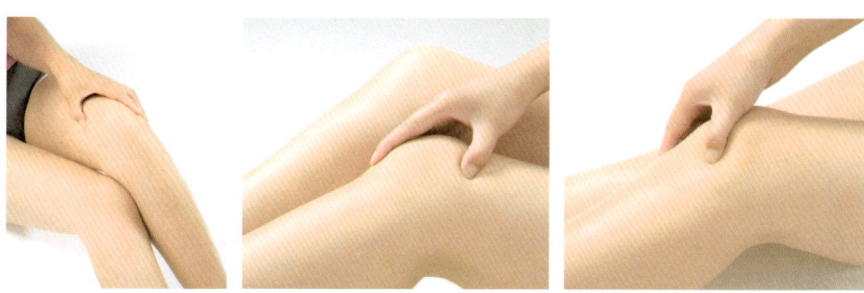

每天晚上睡觉以前，先进行腿浴，然后以拇指按揉血海、梁丘、犊鼻穴各150次，力度以胀痛为宜，节律均匀，大概每分钟50次。

2．按揉膝关穴

用拇指点按住膝关穴，以微微有酸胀感为宜，保持30秒后再轻轻揉动10秒。反复操作，坚持5分钟左右。经常按揉膝关穴，可以使血液充分营养膝关节周围的肌肉筋膜。

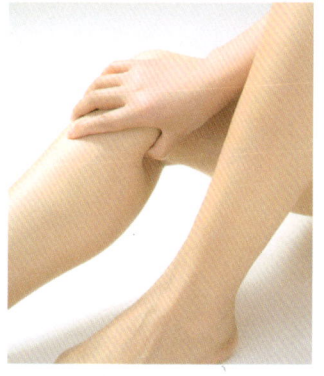

3. 按揉阴谷穴

用拇指点按住阴谷穴，以微微有酸胀感为好，保持30秒后再轻轻揉动10秒。可配合伸屈膝关节，反复操作，坚持10分钟左右。经常按揉阴谷穴，可以起到补肾养骨的作用。

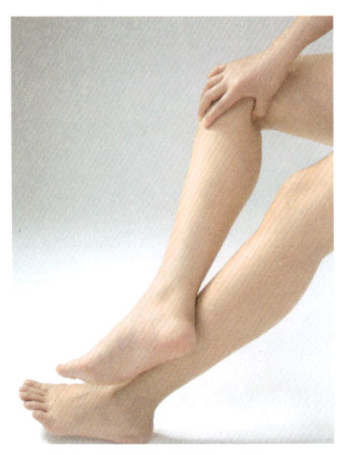

自我按摩，保护膝关节

1. 掌根按揉髌周缘

掌根按揉髌骨及其周缘，力度以热胀为宜，每分钟按揉60次，按揉5分钟。

2. 双掌顺推膝内外

双掌贴于膝关节内外两侧，掌根用力，由上向下顺推，力度以热胀为宜，每3秒1次。反复20遍。

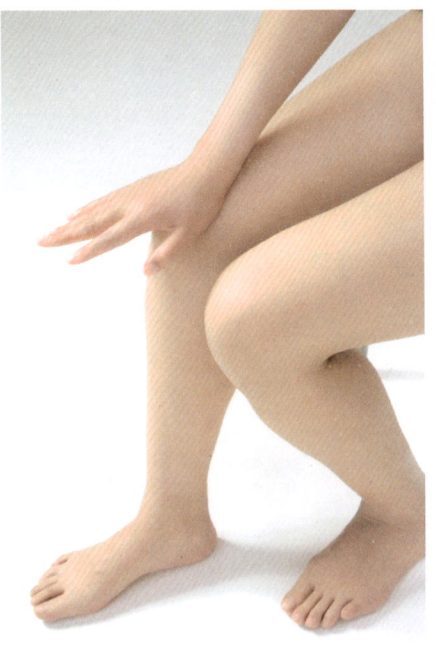

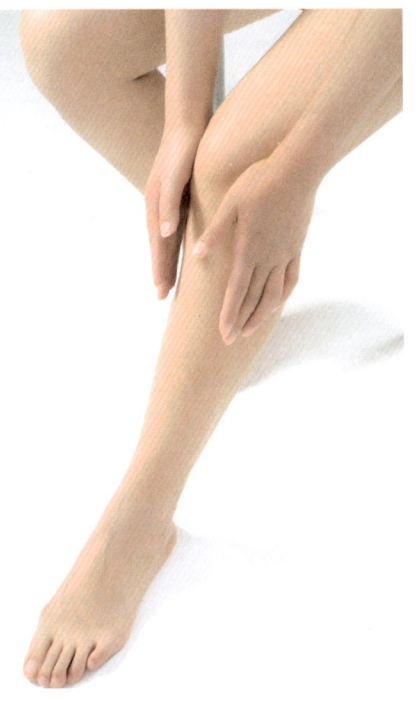

3. 五指提拿髌骨环

以五指作环形捏住髌骨，进行上下提拿，每分钟50次，连续100次。

4. 空拳轻叩髌骨圈

空拳轻叩髌骨及其周缘，力度以舒适为宜，每分钟叩击60次，连续2分钟。

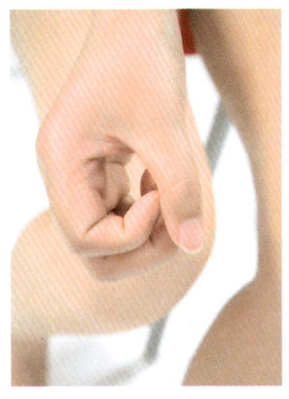
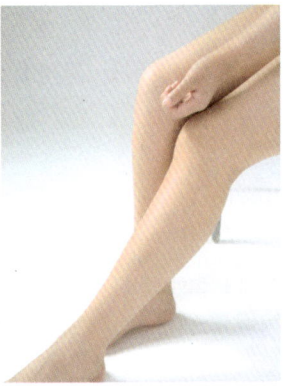
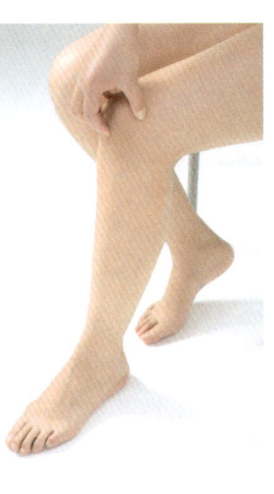

温馨提示

1. 蹲一蹲

预备：身体自然站立，双脚与肩同宽，双手自然下垂或叉腰。

练习：屈膝屈髋，呈小半蹲。

要点：要静力式蹲稳，下蹲幅度不必强求过大，大约蹲10~30分钟。

时间：每天早晚各做一次。

作用：这种运动对膝部是一种综合锻炼，可以有效地提高中老年人的双膝能力，对中老年膝关节疾病有非常好的治疗和康复作用。

注意事项：老年人在静力蹲时，后背要紧靠墙壁或者双手扶牢桌椅等，以免摔倒。

2．绷一绷

预备：身体挺直站立，双手自然下垂，双脚双膝朝前，双脚脚距10厘米左右。

练习：膝关节呈伸直位，关节不动，绷紧大腿前侧的肌肉（股四头肌）。

要点：用力6～10秒、休息10秒，再用力6～10秒、休息10秒，如此做20～30次收缩训练。

练习次数：每天3～4次。

作用：这种渐进性抗阻训练，可以增加肌力。患者可以在踝关节绑上弹性阻力带，以对抗主动伸膝的力量。逐渐加大阻力，就可逐渐提高股四头肌伸膝的力量。

注意事项：老年人在做大腿绷法练习时，后背要紧靠墙壁或者双手扶牢桌椅等，以免摔倒。

护理膝关节的四个细节

1．注意走路、劳动姿势，避免长时间下蹲、久站。

2．注意保暖防寒，夏天避免雨淋，冬天带护膝。

3．坚持适量运动，如游泳、散步等。

4．饮食方面，可以多吃些富含蛋白质、钙质、胶原蛋白的食物，如牛奶、奶制品、黑木耳、牛蹄筋等。

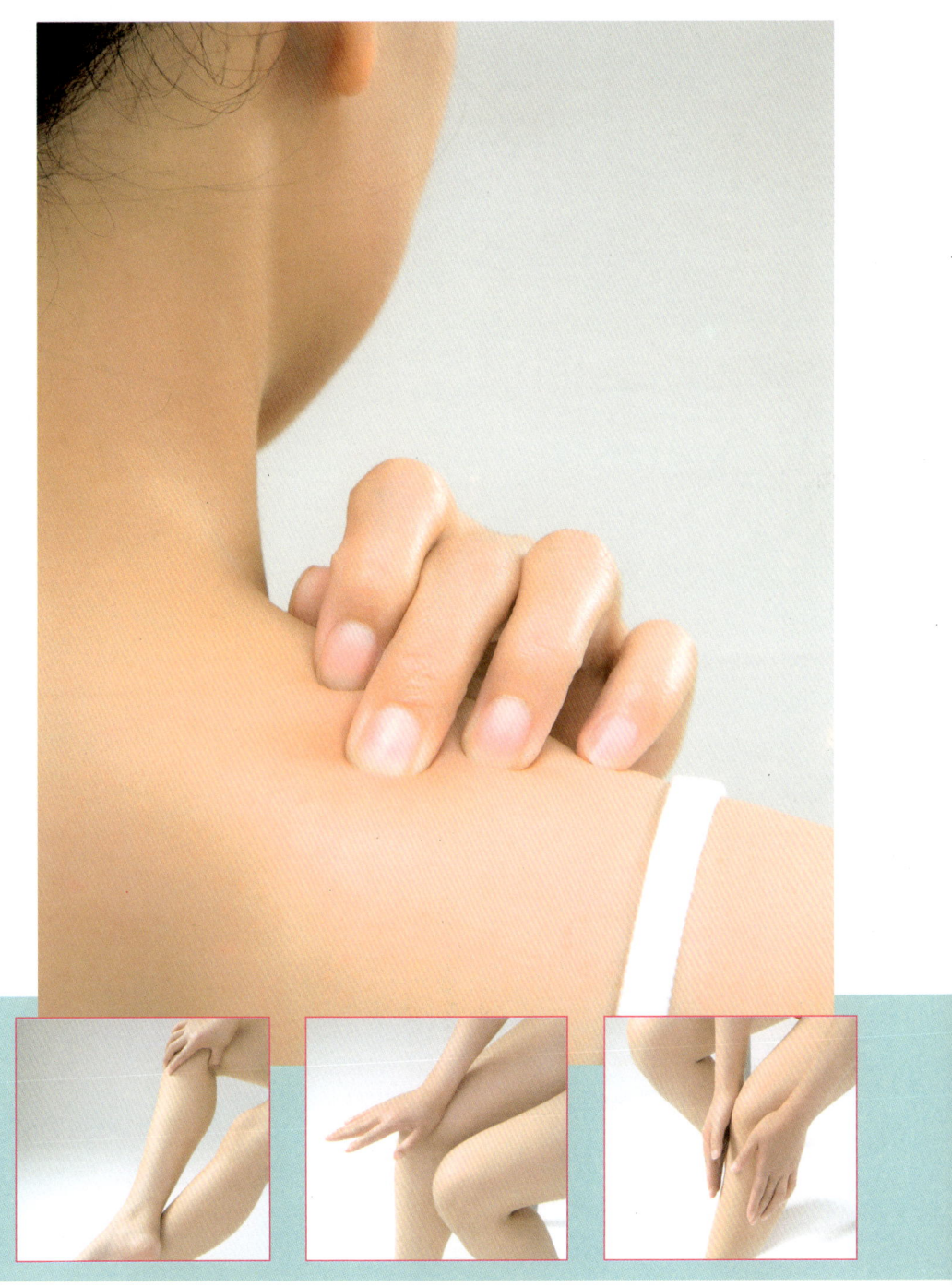

117

警惕手指关节疼痛、僵硬

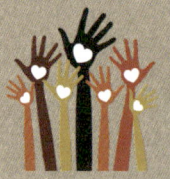

据调查,女性是使用电脑后出现手指关节症状的最大受害者,其发病几率比男性高3倍,其中以30岁至60岁者居多。左右手发病率无明显差异,多数为1~3个指关节痛,食指与中指出现症状者较多,占手指关节病的70%。大多数患者在连续使用电脑或寒凉刺激后症状加重。我们的课题组针对北京20岁到50岁的2000位办公室人群的调查问卷同样发现,1256位受访者选择了这一项,占受访人群的百分比是62.8%。

电脑族为什么会出现手指关节症状

手是人们赖以生存的重要运动器官，人们在生活和工作中，有很多事情都需要手指的参与。因此，手指受损伤的机会相对较多，尤其是掌指、指间关节的损伤。

电脑一族的手指关节损害更为常见。他们每天重复着在键盘上打字和点击鼠标，手指关节因长期密集、反复和过度的活动，指伸肌腱、指屈肌腱及腕伸肌腱和腕屈肌腱长时间相对僵直，以至逐渐形成手指关节劳损，久而久之出现指间关节僵硬和疼痛。

该病发病缓慢，首先出现的症状是在连续使用电脑3～4个小时后，出现一个或几个手指关节疼痛，活动后好转，接触冷水时加重。有时早晨起床关节出现僵直，但持续时间短，少于20分钟。这时如果不予治疗的话，就会发展为使用电脑1个小时左右就会出现一个或多个手指关节疼痛并发僵。晨起开始活动时疼痛和僵直现象明显，活动后减轻，但活动多时又加重，休息后可以缓解。随着病变发展，症状逐渐加重，即使不使用电脑，手指关节会持续疼痛，活动时也可出现摩擦音，有时关节活动受限，手指屈伸在某一位置时常被"卡"住，不能完成屈伸动作。

> **温馨提示**
>
> 如果每天早晨起床后出现手指关节僵硬伴疼痛，并持续两周以上，我们就有必要怀疑是否患上类风湿性关节炎。当有症状的关节多于两个或双侧手指同时出现，这样患上的可能性就会更大了，必须到医院去化验血沉、类风湿因子等来鉴别是否患上类风湿性关节炎。如果你把类风湿性关节炎误认为因电脑劳损而致手指关节僵硬疼痛，那会耽误病情！

手指关节症状很容易变成关节炎

手指关节疼痛、活动受限，轻者因疼痛影响活动，甚至影响睡眠，重者严重影响工作与生活。如果疾病初期不引起注意的话，发展成慢性关节炎后，疼痛僵硬会反复出现，治疗起来也会非常缓慢，时刻影响着你的工作与生活。

止痛、镇痛是主要治疗手段

1. 局部治疗：受累关节要适当休息，避免剧烈活动。理疗有解除肌肉痉挛、改善血液循环、消肿、消炎、镇痛等作用。可选用热疗、离子导入法等。

2. 药物治疗：疼痛较重者，可口服水杨酸钠、阿司匹林、扶他林、奇诺力等。疼痛明显时，可于关节腔内注射少量醋酸氢化可的松或醋酸强的松龙，只作偶尔使用。

3. 热敷治疗：可用诸如热水袋、炒细砂或盐等，在严防烫伤皮肤的规程下做关节热敷治疗，每日1~2次，有止痛、消肿、祛湿作用。如家有电吹风，可先用湿布（纱布、毛巾等）包裹关节痛的部位，用强力热风熏烤，每次30~45分钟，每日1~2次，止痛效果明显。

中药外洗疗法有一定效果

药物：红花20克，生川乌10克，透骨草30克，伸筋草50克，乳香20克，没药20克。

将上述药物放入1000毫升水中煎煮半小时，待温后将手放入药液中泡洗，每日1次，每次20分钟，2周1疗程。

自我按摩,缓解症状

按摩能起到舒筋通络、滑利关节的作用,具体操作如下。

1. 疼痛初期

(1)用拇指按揉各个指关节6~8分钟,重点按揉痛点,用力由轻逐渐加重。

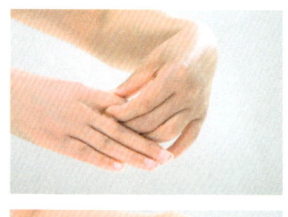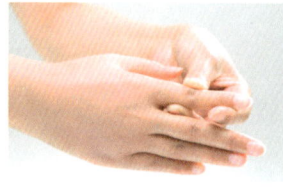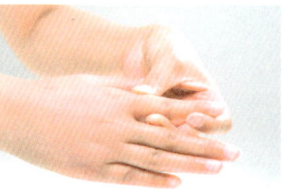
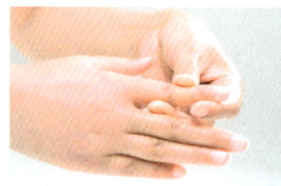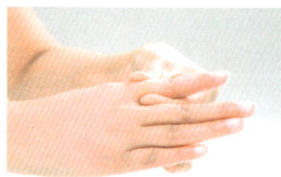

(2)用拇、食二指分别掐患指指根部1分钟,以缓解患指疼痛。

(3)用指间关节拔伸法操作1~2分钟。

(4)用捻法捻指间关节3~5分钟,用力要轻柔。

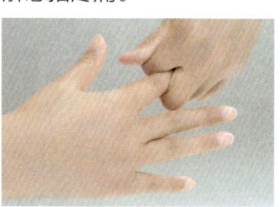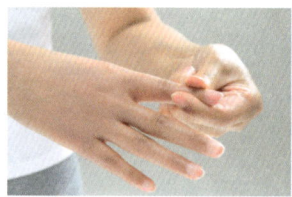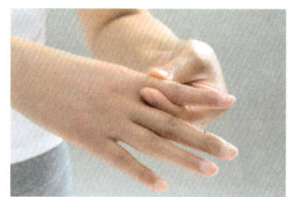

(5)用抹法抹肿胀部位3~5分钟。

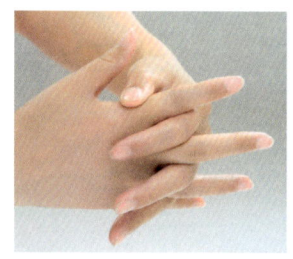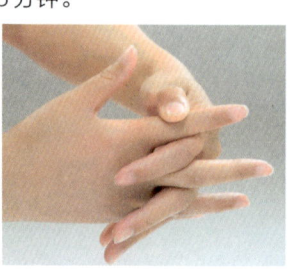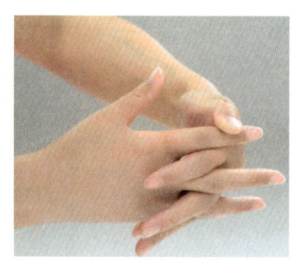

2. 疼痛伴僵硬较长久时

（1）以拇、食指分别掐患指指根部，约1分钟。

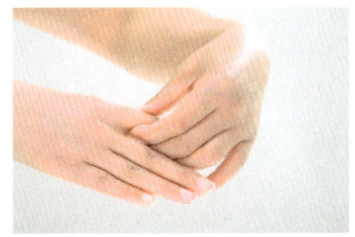

（2）用捻法自患指指根捻至指端3～5分钟。

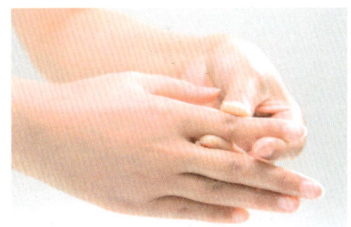

（3）用拇指推法推损伤部位2～3分钟。

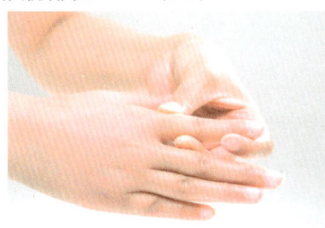 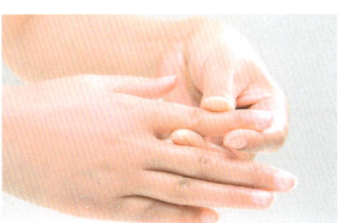

（4）用拇指按揉损伤部位约5分钟。

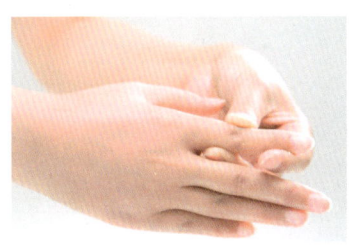

（5）被动屈伸患侧指关节20次。

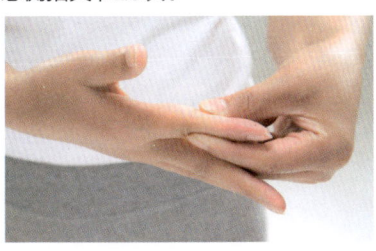 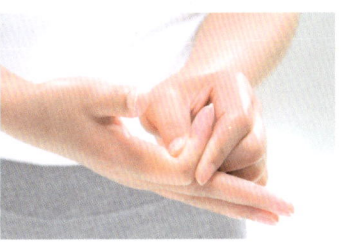

健指操有很好的预防作用

我们将一些针对手指关节的锻炼方法教给大家,可起到预防和缓解指关节疼痛、僵硬的作用,下面这些方法可以自由选择。

1. 甩手

双手在体侧激烈地甩动手腕约10秒钟。

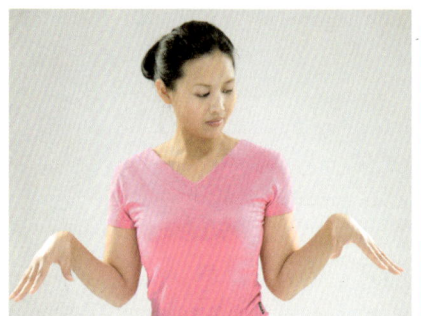
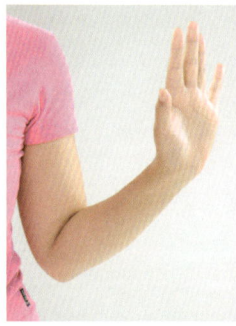
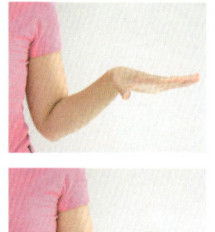

2. 抛球

将双手握拳在胸前,设想手中有一小球。用力紧握,默数5声,张开十指尽力抛开。

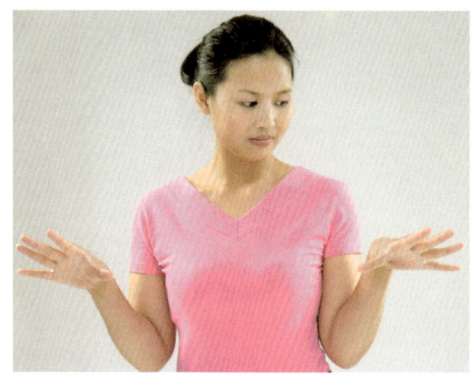
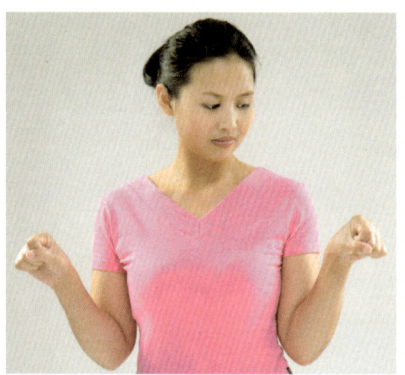

3. 弹指

双手十指模拟弹钢琴,从大拇指开始一个个弹向掌心。重复20次。

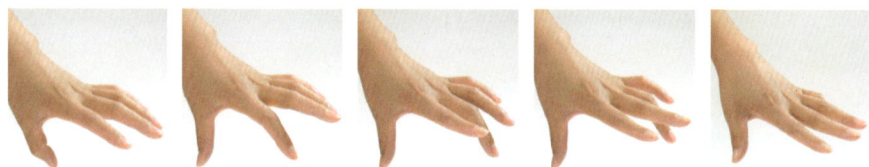

4．压指

将十根手指分开，指腹相对，用力对压，直到指关节酸胀痛为止。重复10次。

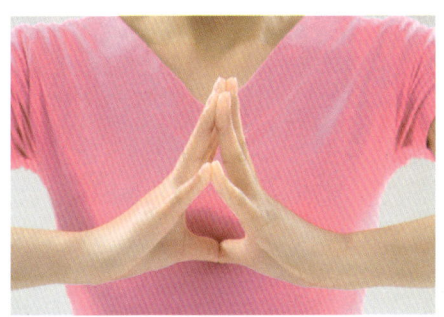

5．推掌

双手在胸前合掌，左手腕用力推向右边，保持手掌对合，然后换右手腕用力。

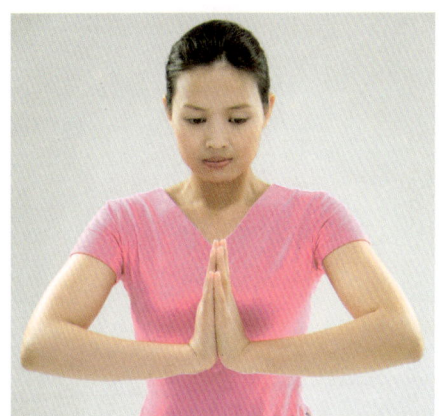

6．拉指

右手握住左手拇指转一转，再用力向外拉直，依次拉每一根手指，换另一只手重复同样的动作。

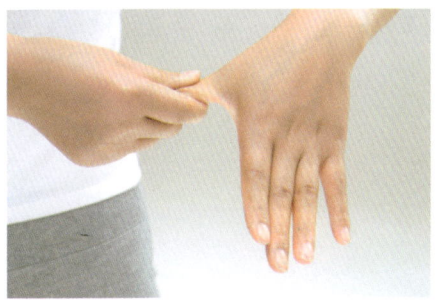

7．换指

依次将双手的手指进行交换对指运动。

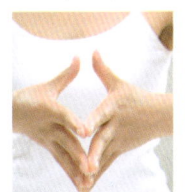 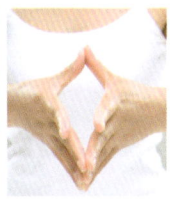 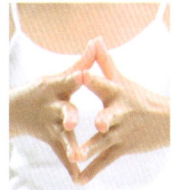 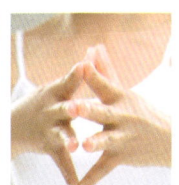 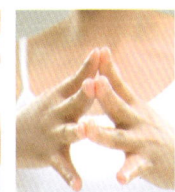

8. 放松

让手臂悬垂,随意晃动,再用力摇摆,直到手部彻底轻松为止。

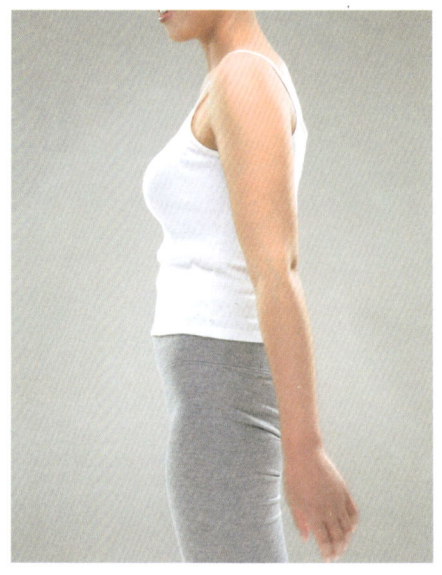 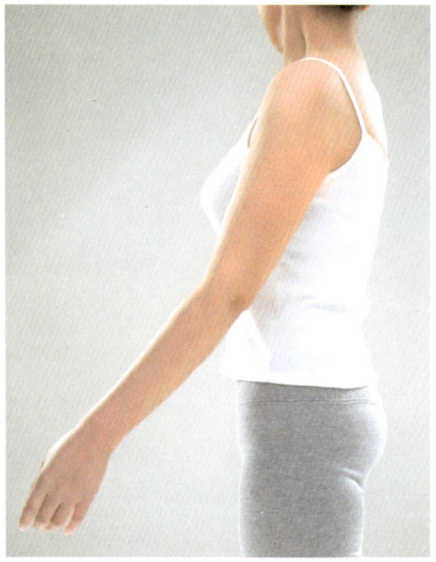

在日常生活中,必须注意以下细节:

1.以防为主,劳逸结合。每次打字时不宜超过30分钟,在连续使用键盘或鼠标1个小时之后,就需要做一做放松手指关节的活动。

2.注意上肢局部保暖,避免寒凉刺激。

温馨提示

下列两个食疗方也有助于巩固疗效，缩短病程。

1. 二藤膏

组方：鸡血藤、首乌藤各250克，蜂蜜适量。

制法：将鸡血藤、首乌藤加水煎两次(每次半小时)，两液合并，文火浓缩后加入适量蜂蜜，煮沸即成。每次20毫升，每日2～3次，温开水冲服。

功用：养血通络，祛除手指关节疼痛。

2. 山药蹄筋汤

组方：山药250克，猪蹄筋(其他动物蹄筋也可以)100克，调料适量。

制法：将猪蹄筋泡软、洗净、切段，加清水适量炖沸，调入山药及调料，文火炖熟服食。

功用：补气通络，柔筋止痛。

长期伏案,头晕目眩

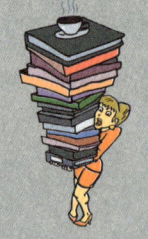

据统计，96%的人一生中有过头晕，40岁以上的中老年人更是频发。但近年来，眩晕门诊患者中出现年轻化趋势。我们的课题组针对北京20岁到50岁的2000位办公室人群的调查问卷同样发现，1248位受访者选择了这一项，占受访人群的百分比是62.4%。

半数以上的头晕都是电脑惹的祸

头晕是一个比较广义的概念，包括眩晕、头脑昏沉、头脑不清醒等。其中眩晕是最具有临床诊断特征的症状，是一种主观感觉障碍。眩晕发作时，患者睁开眼睛会感觉周围物体都在旋转，闭上眼睛时，会感觉到自身在转动，常常伴有恶心、呕吐、出冷汗、心率过快或过缓，血压升高或降低，甚至会出现肠蠕动亢进等症状。长期使用电脑引起的头晕多属于颈源性头晕，占头晕患者的60%以上。

颈性眩晕主要病因是椎-基底动脉供血不足。除了椎动脉血管本身病变和血液成分发生病变外，颈椎退行性改变也是导致颈性眩晕的主要原因。长期伏案于电脑前的年轻人，特别是IT界人士，长期仰头看电脑的姿势，导致了颈部肌肉、肌腱的劳损，诱发颈性头晕。最典型的症状是头晕，头颈部活动和姿势改变诱发或加重眩晕，其次还有视物不清、耳鸣、手发麻、口唇周围麻木、心率加快等相关交感神经症状。

头晕不一定是小毛病

头晕的危害有很多，轻度头晕可造成注意力不集中，心神不宁，降低生活质量，严重者不能进行日常工作生活。长期反复发作还可引起肢体麻木、恶心呕吐，影响日常生活。

引起头晕的疾病有很多，当出现头晕症状而不被注意，会使引起头晕的疾病进一步恶化。如高血压引起的头晕，通常几秒后就会恢复正常。这时病人如果没有注意，很容易导致中风，给家人在经济和精神上带来沉重负担。

曾经听说有人由于不眠不休连续玩游戏几天几夜，最后从网吧出来，没走多久就出现头晕，随即一头栽倒而猝死。日本的一篇医学报告指出，这样的意外除了因为过度疲劳导致休克外，还有一个很大的原因是游戏时，身体长时间保持一种固定姿势，会引起身体肌肉僵硬，甚至导致血管缺氧僵硬，从而产生血液栓塞、缺氧，最终导致休克甚至死亡。

而心肺血液出现压迫的早期症状就有头晕。如果出现头晕，就引起人们的注意，停止手中的游戏，回家休息一下，上述悲剧就不会发生了。

经常使用电脑的朋友，不管是工作还是游戏，如果有头晕症状出现都要充分休息，或者到医院检查一下。

巧用腿疗治头晕

除了药物，腿疗也是一种不错的辅助治疗方法。它可以通过足部和小腿的穴位调节全身脉络，促进血液循环，增加物质的代谢，从而改善症状。

腿浴药物：藁本50克，羌活50克，川芎50克，野蒺藜50克。

以上药物加水1200毫升左右，煎煮30分钟后余500~600毫升药液倒入桶中，待温度降至40℃左右时，浸泡双小腿20~30分钟，以后背微微出汗为宜。为了增加药物浓度，提高疗效，可以把药液放入塑料袋内，兑水2500毫升左右。桶内袋外放入温水，两腿放于塑料袋内浸泡。

自我按摩，缓解症状

1．点按百会穴

双目微闭，用拇指点按头顶百会穴，以微觉酸胀感为度，1分钟左右。

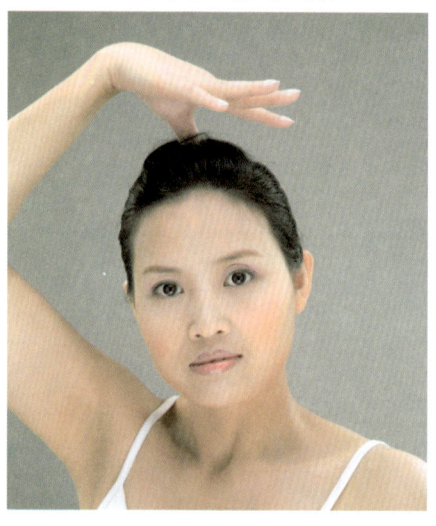

2．按揉太阳穴

双手食指、中指和无名指并拢，同时按揉两侧太阳穴，顺时针方向50次，逆时针方向50次，以微感胀痛为宜。

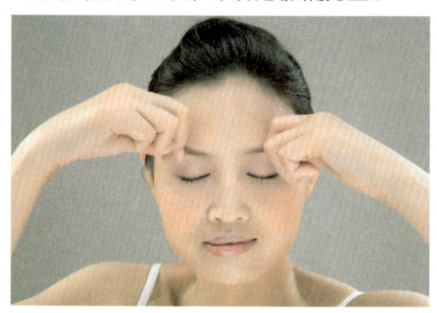

3．摩腹

手掌掌心置于肚脐部，顺时针方向摩腹100下，以腹部透热为度。

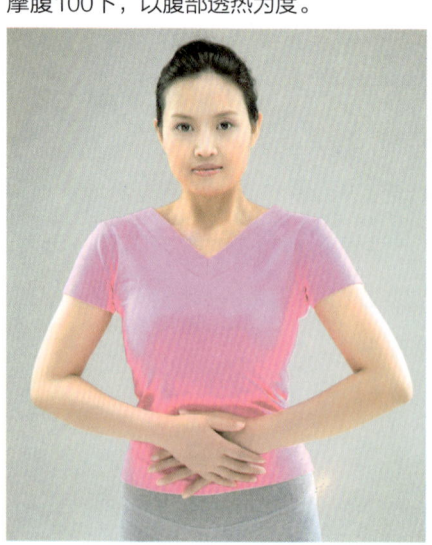

4．按揉内关穴

左臂自然下垂，右手拇指按揉左侧内关穴，按揉1～2分钟后，按揉右侧内关穴，手法同左侧，具有很好的缓解头晕疗效。

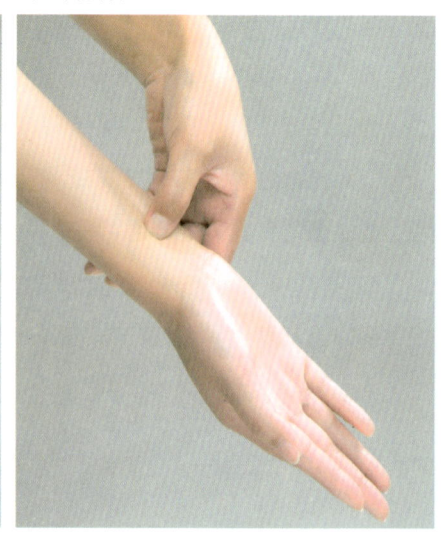

5．按揉列缺、风池穴

　　用一手的食指按揉对侧手的列缺穴50次，然后换对侧，以有酸胀感为度。最后用两拇指分按两侧风池穴，余四指抱头，两拇指同时用力揉捻旋转各50下。可以防治头晕、头痛、颈部不适等。

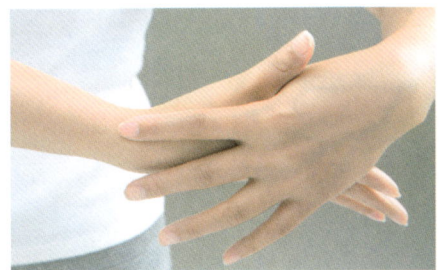
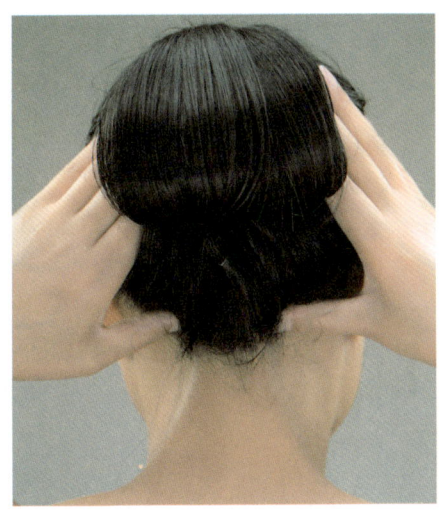

患者要注意哪些生活细节

　　1．积极参加体育锻炼，增强气血运行，加速排泄体内毒素。

　　2．规律作息，避免用脑过度，时刻放松心情。

　　3．饮食均衡，多吃新鲜蔬菜水果和富含优质蛋白质的食物，如冬瓜、萝卜、慈姑、赤小豆、鱼、虾、蛋等，少吃肥肉、动物内脏等油腻食物。当然酒、浓茶、咖啡等刺激性饮品也应适量少喝。

　　4．发作期宜卧床休息，防止起立跌倒受伤，减少头部转动。

　　5．卧室光线宜昏暗，环境要安静。

怎样预防颈性眩晕

1．多活动颈部。每天多次从各个方向活动颈部。

2．尽量不突然扭转颈部，不过度持久地仰头。如果从事需要头部较长时间处于一定位置的职业，应定时做工间操，活动颈部。

3．天气寒冷时，应注意颈部的保暖，因颈部受凉也是眩晕的诱发因素之一。

4．颈椎病与骨质疏松也有关系，应常喝牛奶，必要时服用钙剂，预防骨质疏松。

5．枕头与此病也有关系，枕头的软硬度应合适，不可过高或过低，其高度最好是自耳到同侧的肩外缘的高度，即侧卧时正好保持颈部的固有位置，不倾斜。

6．注意预防颈部外伤。

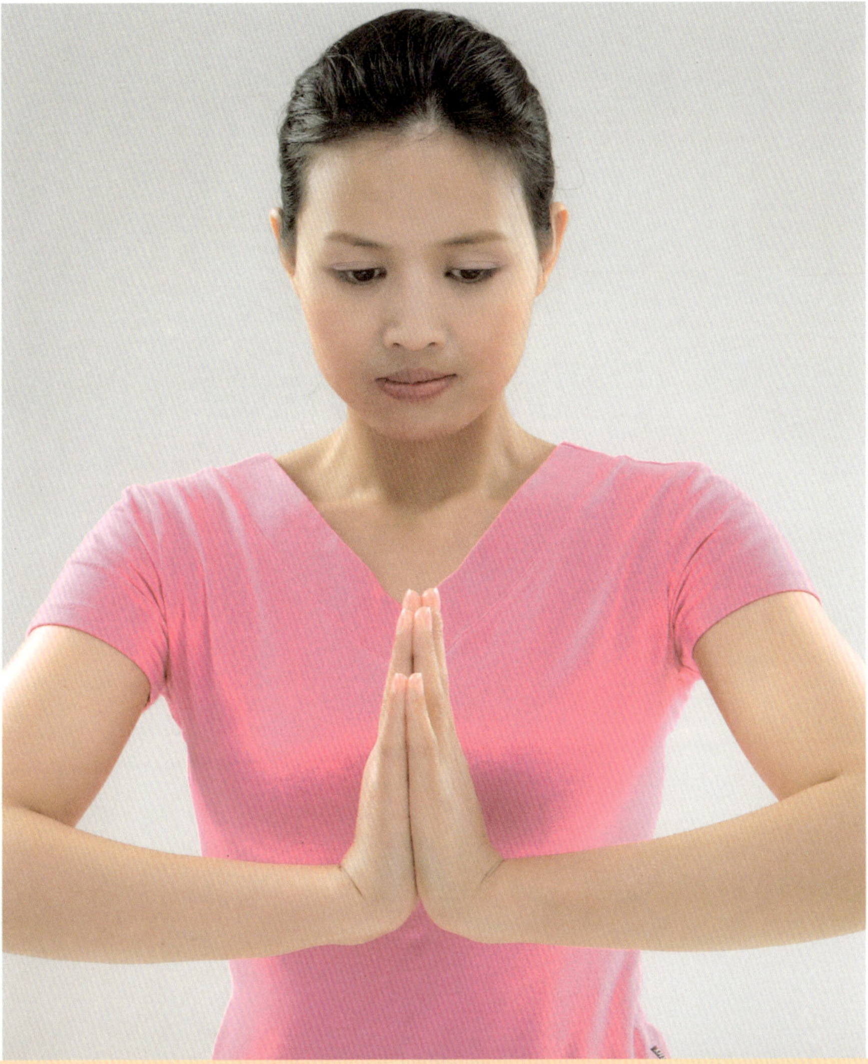

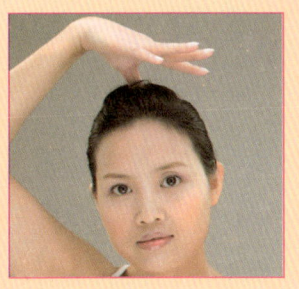
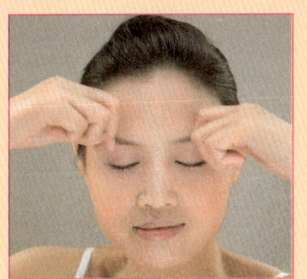
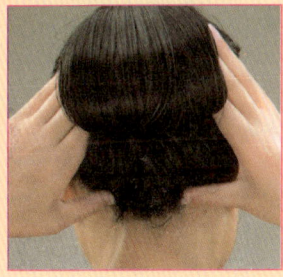

出现胸闷别大意

一般来说，胸闷是患有心肺疾病的中老年人常见的症状之一。但是，在我们对电脑族的专题调查中发现，有超过50%年轻人也会经常出现胸闷、气短，并且人数呈上升趋势。我们的课题组针对北京20岁到50岁的2000位办公室人群的调查问卷同样发现，1224位受访者选择了这一项，占受访人群的百分比是61.2%。

久坐不动，胸闷来袭

所谓胸闷，是一种自觉胸部闷胀及呼吸不畅的感觉，轻者不会有什么感觉，重者则会觉得难受，甚至发生呼吸困难。它可能是身体器官的功能性表现，也可能是多种疾病的早期症状。引起胸闷的原因常见有：

1．心血管疾病。这种胸闷常常发生在活动后，并且伴有喘、恶心、心悸、冒冷汗等，休息后症状会减轻。

2．呼吸系统疾病。胸闷的同时还患有感冒或者呼吸道感染等，常常伴有咳嗽、黄痰、发烧等症状。

3．肠胃疾病。这种胸闷经常发生在饭后，同时伴有上腹部闷胀、吐酸水等，肠胃疾病治愈后，胸闷会跟着减轻。

4．膈肌病变。膈肌的一些病变如膈肌膨升症、膈肌麻痹症等，也会引起胸闷。

5．心理疾病。这种胸闷多见于焦虑症，发病时会出现胸闷，心跳加快，手脚发软，发抖，面部肌肉紧张等。

6．外伤、误吞服异物。严重的胸部外伤会引起胸膜、肺或支气管的损伤，从而出现胸闷症状。吞咽过快、急促或者吞咽功能差等，使异物阻塞呼吸道，也会引起胸闷、嘴唇和皮肤发绀等。如果出现这些意外，应立即去医院，以免贻误抢救时间。

以往胸闷多见于一些老年人，常因为心肺疾患引起，但近年来一些年轻白领也加入了这个队伍，他们并没有心肺方面的疾病，而是由于工作时长期坐在电脑前，低头含胸伏案工作，加上电脑辐射和工作的压力等，久而久之，会引起很多疾病，特别是颈椎胸椎的病变：像胸椎侧弯、颈椎间盘膨出等，易造成神经受压而导致胸闷。

胸闷是许多疾病的早期症状

胸闷往往是很多疾病的早期症状之一，出现胸闷时，应该引起人们的注意，及时到医院咨询医生，如疏忽大意，任其发展，会使这些疾病恶化，甚至威胁到生命。

现在上班族的胸闷往往是功能性的，这与他们的工作环境、工作压力、人际关系、坐姿等有关系。他们出现胸闷时，会伴有很大的情绪波动，工作无法集中，常常担忧自己是否患有心肺疾病等现象。如果任其发展甚至会严重影响正常的生活、工作和人际关系的和谐，到后期可能会引起脏器的功能及器质性病变。

疏肝解郁，腿疗帮忙

中医认为，胸闷是由于"肝气郁结"。中医理论的"肝脏"与西医在定义上是不同的，中医里肝的功能包含着控制情绪、调畅气机、促进消化吸收、滋养筋膜、储存血液等，紧张易怒的情绪会影响肝的正常生理功能，造成气机无法正常分布，导致胸闷、恶心、头晕等症状。治疗的主要原则是疏肝解郁，调补气血。

腿浴药物：柴胡20克，当归20克，郁金30克，厚朴30克，合欢皮30克，夜交藤30克。

以上药物加水1200毫升左右，煎煮30分钟后余500~600毫升药液倒入桶中，待温度降至40℃左右时，浸泡双小腿20~30分钟，以后背微微出汗为宜。为了增加药物浓度，提高疗效，可以把药液放入塑料袋内，兑水至2500毫升左右。桶内袋外放入温水，两腿放于塑料袋内浸泡。

用按摩防治胸闷

1. 按揉内关穴

用拇指按揉内关穴,力道要适当,以酸胀为佳。双侧交替进行,每次按揉1~2分钟就可以了。要注意指甲不宜过长,否则会掐到穴位。

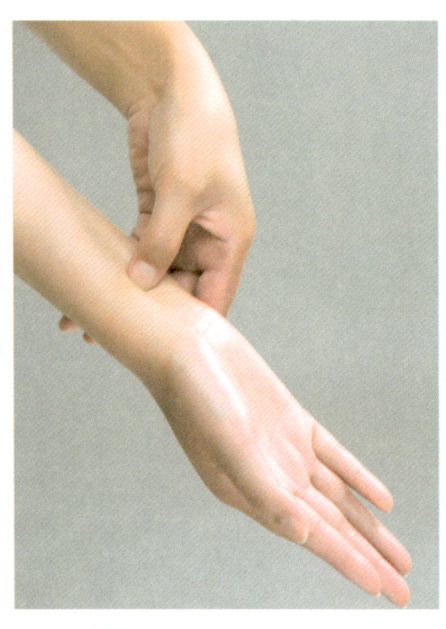

2. 按揉膻中穴

用拇指或手掌大鱼际部按揉膻中穴,力度适当,以微酸为宜。每次按揉1~2分钟,具有宽胸理气的作用。

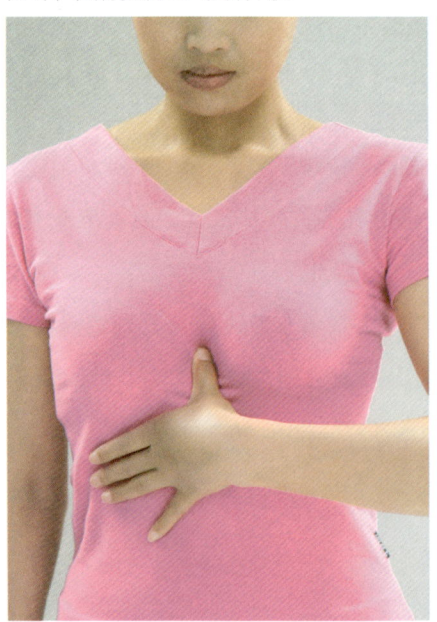

3. 按揉鸠尾穴

用拇指或手掌大鱼际部按揉鸠尾穴,力度适当,以微酸为宜。每次按揉1~2分钟,可以缓解胸中满痛。

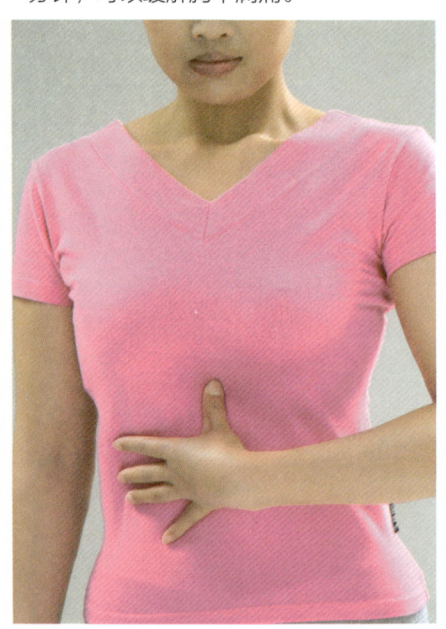

告别胸闷的4个小窍门

1. 梳理两胁
双手五指分开,从胸正中线沿着肋间隙向两侧推开,反复3~5遍,有顺气的功效。

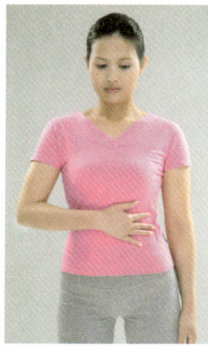 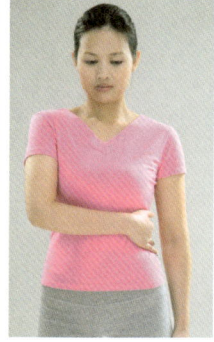 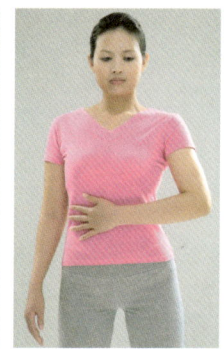 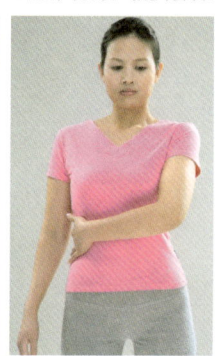

2. 胸部推擦法
单手或者双手,指腹用力,从咽向胸直线推擦开,再从左向右和从右向左做直线推擦,然后顺着肋间隙从中间向两侧推擦,用力轻缓,反复6次。

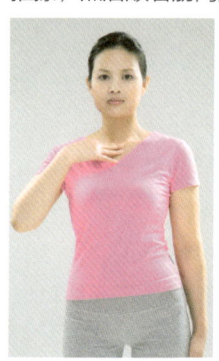 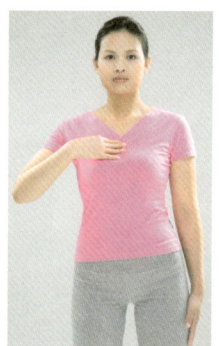 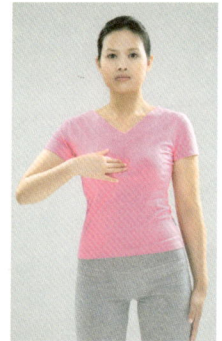 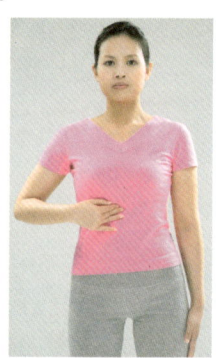

3. 拍胸运动
吸气时,右掌拍打左胸心前区;呼气时,用左掌拍打右胸肺区,交替进行。力度适宜,左右拍打32次,冬季加倍。

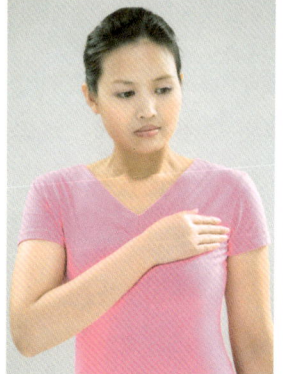 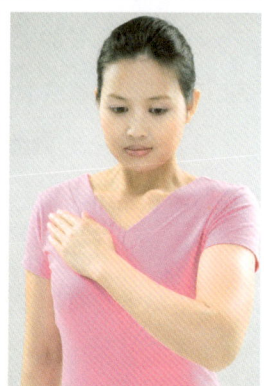

4．扩胸运动

　　站立，呼气时双臂尽量后展，挺胸，吸气，共做32次。

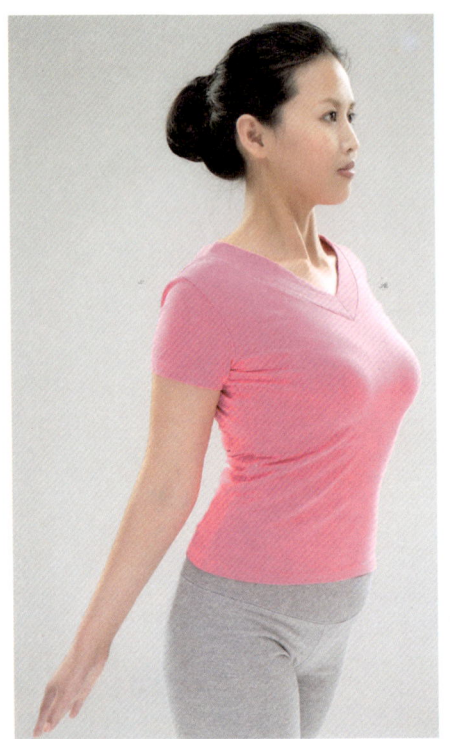

防治胸闷，从日常生活做起

　　1．学会调整心态、放松精神、消除顾虑，培养乐观豁达的性格，保持良好的情绪。如经常跟朋友谈心、出去旅行、听音乐等。

　　2．养成良好的工作、生活、娱乐习惯，尤其是避免长时间含胸伏案工作，每工作一小时，就应该站起来运动运动，做做扩胸运动。

　　3．加强锻炼，增强体质，改善心肺功能，增强自主神经的调节作用。如散步、蹬自行车、爬山等。

　　4．预防感冒，因为感冒也是引起胸闷的常见原因。

　　5．饮食上可以多吃些新鲜蔬菜水果和高蛋白的食物，限制脂肪高的食物，同时少吃盐，不吸烟，不喝酒。

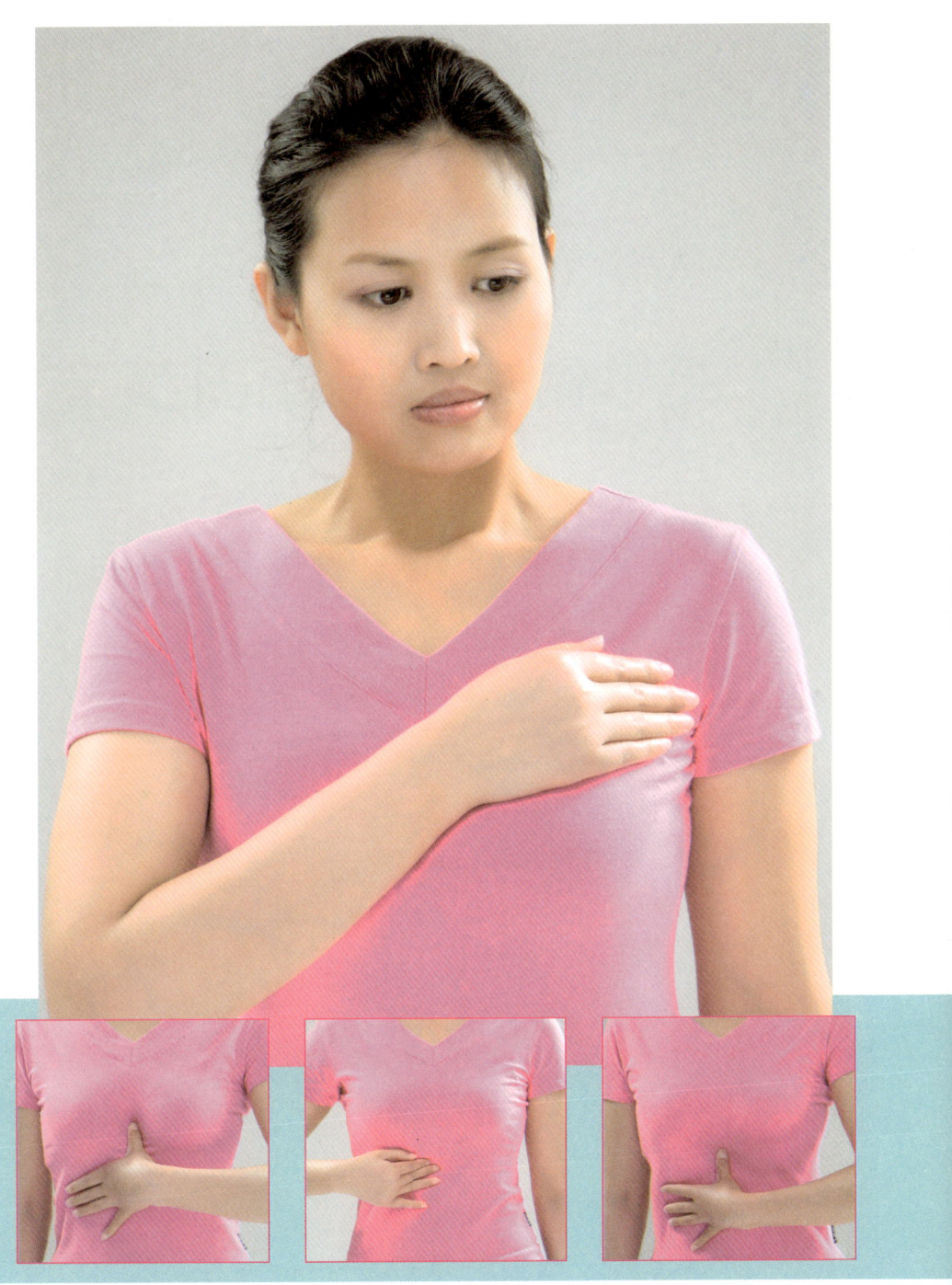

是谁偷走了我的记忆

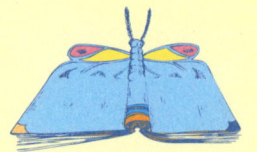

由于生活节奏加快、事务繁杂，健忘已成为当今社会人群的一大困扰。一项涉及104个城市的调查显示，高达60%的人自认很健忘，超过50%的人认为自己既忙碌又健忘。调查结果显示出一种更为惊人的现象：年纪越轻的人越认为自己健忘——在认为自己健忘的人当中，20~30岁的年轻人竟然高达71.2%，反而是35~40岁的人认为自己健忘的比例最低。我们的课题组针对北京20岁到50岁的2000位办公室人群的调查问卷同样发现，1156位受访者选择了这一项，占受访人群的百分比是57.8%。

电脑把记忆能力挡在了门外

健忘症是一种脑部疾病,主要分为器质性健忘和功能性健忘两大类。

器质性健忘:是指由于大脑皮层记忆神经出了毛病,包括脑肿瘤、脑外伤、脑炎等,造成记忆力减退或丧失。

功能性健忘:是指大脑皮层记忆功能出了问题。成年人由于肩负工作重任,精力往往不易集中,学了东西,记忆在大脑皮层的特定部位常常扎得不深,不如青少年时期,这类引起的健忘称为功能性健忘。

随着电脑的普及,出现了一个新的名词,叫做"电脑失写症",是指长期使用电脑的人,在电脑上打字得心应手、游刃有余,但是,一拿起笔,就连生活中最常见的字都忘记怎么写了。有时即使写出来了,但是怎么看怎么不像这个字。这主要是由于在电脑上打字时缺少笔迹的书写感和印痕感,对大脑的语言中枢产生不了刺激作用,从而造成了失写现象。

日本科学家发现,由于电子产品的频繁使用,25岁到35岁的年轻人患健忘症愈来愈多。这是由于经常使用电子产品,造成了大脑利用率相对降低。对电脑的依赖,使得大脑活动变少,血液的流动也相应降低,以至影响到大脑机能,造成记忆力下降。

健忘有什么危害

健忘症给人们的生活带来众多的不便。有些人出差,到达目的地后想不起自己过来到底要干什么;有的人和人聊天时突然被某人打扰,之后很难想起刚才聊到哪里了,说到嘴边的话突然忘记了;有的人为了找一样东西,把家里翻遍了,最后却发现它就在自己手里。这样的事情的确让人哭笑不得,却的的确确妨碍了日常的工作和生活。曾经有一则报道,美国佛罗里达州强力球1.82

亿美元超级巨奖迟迟没人认领,这位高龄巨奖得主、69岁的伊内斯·卡瓦哈尔,由于患有健忘症,买完彩票后就将其忘到脑后,幸亏近日她重访那家卖彩票的超市时才想起来自己还有一张彩票没有兑奖。这位老人还是幸运的,最终还是想起来了这件事,但是很多健忘的人可没有这么幸运。

　　健忘还会给人带来不小的精神压力,严重时还会造成忧郁、不安或自信心降低等,因此,不要因为年轻力壮而缺乏足够的重视。当你出现记忆力减退,甚至经常性"健忘"时,就需尽早到医院检查和治疗,不要延误病情。

按摩穴位,增强记忆力

1. 开天门

　　将左手拇指按在印堂上,沿额正中线往上推。然后换右手,操作同左手,左右手交替进行,推的时候保持一定压力,反复30次。

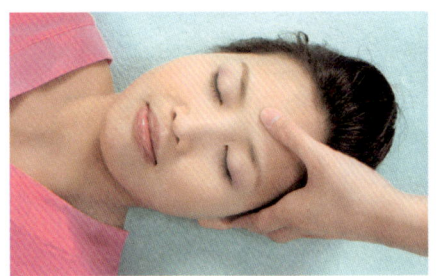 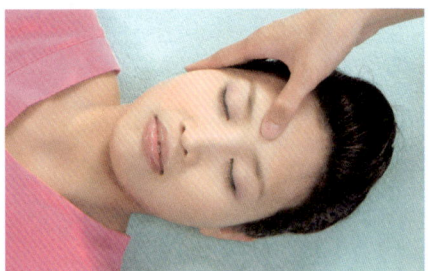

2. 按摩内关穴

　　用拇指指端垂直向下用力压,可以调节心脾,预防健忘。

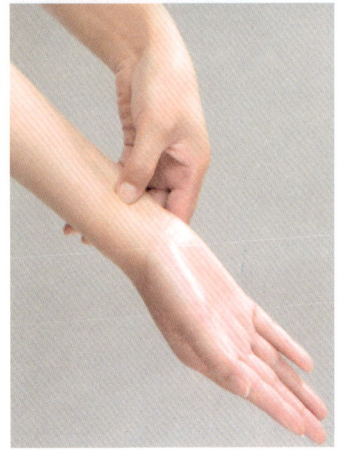

3．用指腹按揉百会、睛明、头维、率谷、角孙穴各1分钟，以局部感觉酸麻为宜。

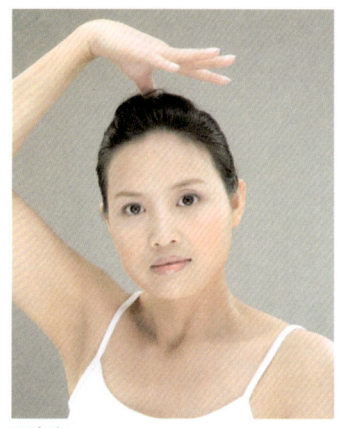

百会穴

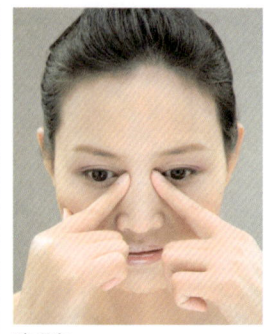

睛明穴

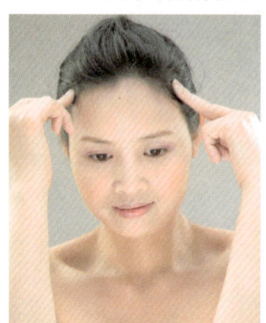

头维穴

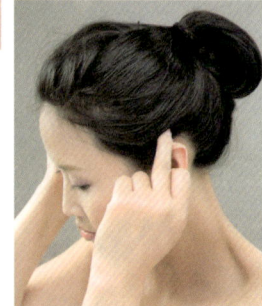

率谷穴

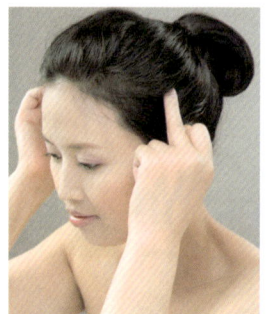

角孙穴

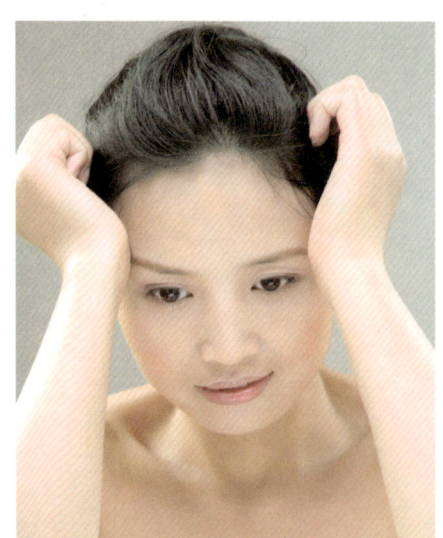

4．用大鱼际按揉太阳穴30次。

5. 由前向后用五指拿头顶，至后枕部改为三指拿法，3~5次。

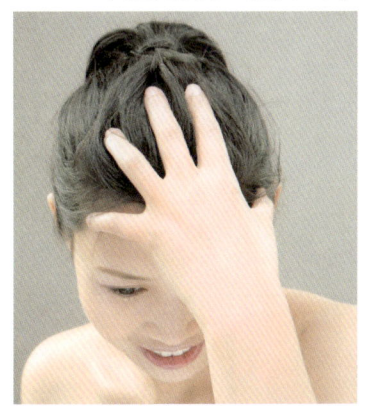
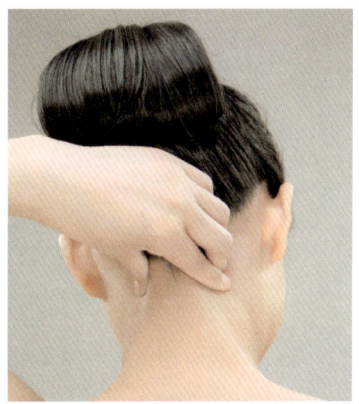

6. 双手大鱼际从正中线向两侧分抹，在太阳穴处按揉3~5次，顺势向下推至颈部。连续重复按摩3次。

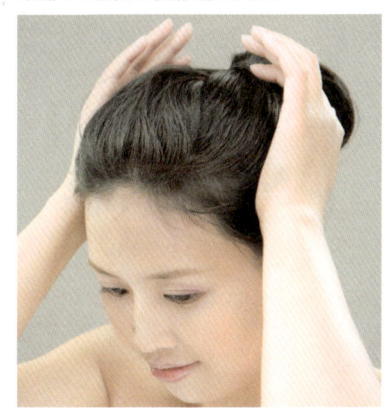
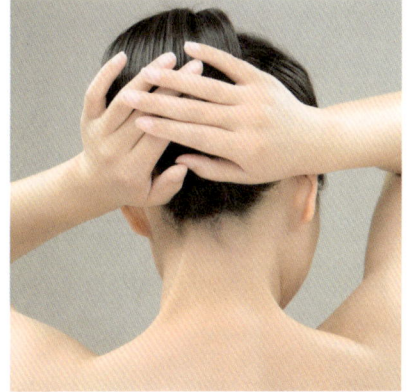

腿浴治疗健忘症

中医认为，健忘多因肾精亏损所致，治疗原则以益气补血、滋阴养精为主。

腿浴药物：生黄芪30克，党参20克，益智仁20克，何首乌20克，陈皮20克。

以上药物加水1200毫升左右，煎煮30分钟后余500~600毫升药液倒入桶中，待温度降至40℃左右时，浸泡双小腿20~30分钟，以后背微微出汗为宜。

为了增加药物浓度，提高疗效，可以把药液放入塑料袋内，兑水至2500毫升左右。桶内袋外放入温水，两腿放于塑料袋内浸泡。

强健记忆，从日常细节开始

1．平时多用脑，对新鲜事物保持浓厚兴趣，要敢于挑战。应适当地有意识记一些东西，如喜欢的歌词和有趣的英文单词等，对记忆力也很有帮助。

2．时时保持好心情，有利于神经系统与各器官、系统的协调统一，使机体的生理代谢处于最佳状态，从而增强大脑细胞的活力，对提高记忆力颇有裨益。

3．经常参加体育锻炼，可以调节和改善大脑的兴奋与抑制过程，促进脑细胞代谢，使大脑功能得以充分发挥，延缓大脑老化。

4．保证睡眠的时间和质量。良好的睡眠可以使脑细胞处于抑制状态，使消耗的能量得到补充。

5．少吃甜食和咸食，多吃维生素、矿物质、纤维质含量丰富的蔬菜水果。

6．摸索一些适合自己的记忆方法，如联想、归类等。

7．可以做一些平时不习惯的事情，如下班回家选择从没走过的路线；闭着眼睛喝咖啡，并在大脑中品尝它的味道；用平常不多用的那只手做事；跟不认识的人聊天等等。

8．大量社会调查证明，幸福的家庭环境对学习者而言，是提高记忆力的必要条件，特别是相恋的人或夫妻两情相悦的幸福感，会使双方体内分泌激素和乙酰胆碱等物质，有利于增强机体免疫力，延缓大脑衰老。

多吃改善记忆力的食物

核桃：富含不饱和脂肪酸、蛋白质、维生素等成分，可营养大脑，促进细胞生长，延缓脑细胞衰弱过程，提高思维能力。

葵花子：常用葵花子油炒菜、制作食品，有一定的补脑健脑作用。

海带：含有丰富的亚油酸、卵磷脂等营养成分，可以健脑，特别是海带等藻类食物中含有的碘类物质，更是健脑不可缺少的物质。

鸡蛋：含有丰富的蛋白质、卵磷脂、维生素和钙、磷、铁等，是大脑新陈代谢不可缺少的物质。另外，鸡蛋含有较多的乙酰胆碱是大脑完成记忆所必需的。

鱼类：可为大脑提供丰富的蛋白质，不饱和脂肪酸和钙、磷、维生素B_1、维生素B_2等，它们都是构成脑细胞及提高其活力的重要物质。

黄花菜：富含蛋白质、脂肪、钙、铁、维生素B_1，这些都是大脑代谢所需要的物质，因此有"健脑菜"之称。

小米：含有较丰富的蛋白质、脂肪、钙、铁、维生素B_1等营养成分，有"健脑主食"之称。小米还有防治神经衰弱的功效。

温馨提示

3个预防健忘的饮食小秘方

1．材料：核桃仁、红枣各60克，杏花30克（去皮尖），酥油、白蜜各30毫升，低度白酒500毫升。

用法：将白蜜、酥油溶化，倒入白酒和匀，随将其余三味食物研碎后放入酒内，密封。浸21天后即可饮用，每次服15毫升，每日2次。

2．材料：阿胶10克，白酒10~15毫升。

用法：阿胶放入容器内，加入白酒，蒸至阿胶全部溶化后取出，乘热打入1个鸡蛋搅匀，再蒸至蛋熟，顿服。每日2次。

3．材料：枸杞60克，白酒500毫升。

用法：将枸杞浸入白酒封固，浸7天后即可饮用，每晚服30毫升。

巧妙应付紧张性头痛

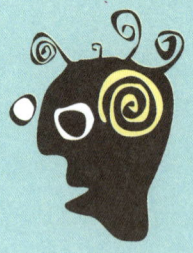

流行病学调查显示:在我国18~65岁的人群中,原发性头痛发病率为23.8%,其中最常见的两种头痛:紧张性头痛为10.77%,偏头痛为9.3%。据调查,常用电脑的人群中头痛占56.1%。我国30~50岁的各类办公室人员中,近八成的头痛与颈椎病关系密切。

我们的课题组针对北京20岁到50岁的2000位办公室人群的调查问卷同样发现,1144位受访者选择了这一项,占受访人群的百分比是57.2%。

电脑族为何容易头痛

头痛多位于两额及枕、颈部，呈持续性钝痛，常常有压迫或紧束感；轻至中度疼痛，对日常活动影响不大，上楼梯或类似的日常活动不会加重头痛；在头痛发作时没有恶心或呕吐的感觉，也不会有畏光和畏声的感觉。

长期伏案操作电脑的办公室一族，由于肌肉持续收缩以维持低头姿势，使供血减少，继发肌肉痉挛，酸性代谢产物堆积刺激压迫头部神经(头部的神经多数发源于颈后)。长时间低头使韧带和肌筋膜容易发生损伤，再加上精神和心理紧张、抑郁和焦虑就会导致持久性头、面、颈、肩部肌肉痉挛及（或）血管收缩引起的牵扯痛或扩散痛。长此以往，造成颈椎的退行性变和肌肉的持续痉挛而最终导致紧张性头痛。电脑族患紧张性头痛的主要原因还是他们的生活习惯和工作状态。

头痛不治疗，容易引发全身疼痛

头痛如长期不予治疗，颈部肌肉持续的紧张造成颈椎关节的失稳，韧带的劳损，形成人们常说的颈椎病。除了以上症状，有的人还会出现手麻、无力，肩臂疼痛等现象。随着时间的延长还会并发胸椎、腰椎间盘和小关节的失衡，此时病痛不仅局限于头、颈部，而且可能出现全身肌肉的疼痛不适。病痛不仅严重影响患者工作、生活，而且造成患者的精神心理负担，有的伴发焦虑、抑郁。病痛使他们难以胜任往日的工作，失去了和家人、朋友共处的乐趣，有的甚至失去了生活的信心。

药物治疗必须医生指导

药物治疗：可用镇痛药和安定剂给予对症治疗，对有抑郁的患者可使用抗抑郁药。长期服用止痛片有可能形成患者对药物的依赖性，可引起恶心、呕吐，甚至呕血、黑便，有严重肝肾功能障碍者更要慎重，所以服用药物要接受专科医生的指导。

此外，根据我国中医理论，对患者进行针刺及按摩治疗，均有一定的疗效。近年来，很多中药应用于临床治疗头痛，取得了良好的效果。

腿疗有不错的疗效

腿浴药物：白芍20克，生麻黄20克，川芎50克，葛根50克，厚朴30克，白芷30克。

以上药物加水1200毫升左右，煎煮30分钟后余500~600毫升药液倒入桶中，待温度降至40℃左右时，浸泡双小腿20~30分钟，以后背微微出汗为宜。为了增加药物浓度，提高疗效，可以把药液放入塑料袋内，兑水至2500毫升左右。桶内袋外放入温水，两腿放于塑料袋内浸泡。

5种按摩手法缓解头痛

1. 敲打头皮

手掌支撑头的后部，另一手的拇、中指从左、右分别按压鬓角、太阳，然后头向后仰，使脑部血供和脑压得到调节，头痛得以缓解。最后双手握空拳，用指头轻轻敲打

头皮，使头皮放松。

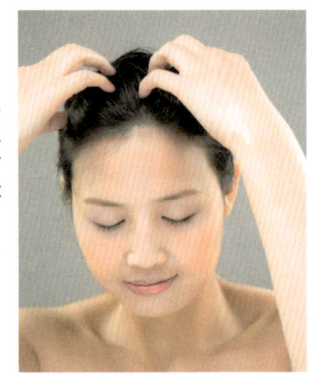

2. 按摩头部穴位

拇指点按印堂，上推至百会，点1分钟，反复多次。再用双拇指点太阳穴，中指勾风池穴，前后对压3～5次。再点风门、大椎、合谷、太冲穴多次。最后用十指行头部梳法，雀啄头部30～50次结束按摩。

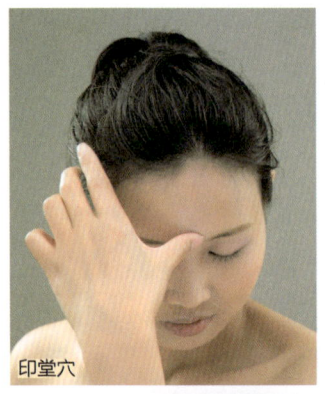
印堂穴

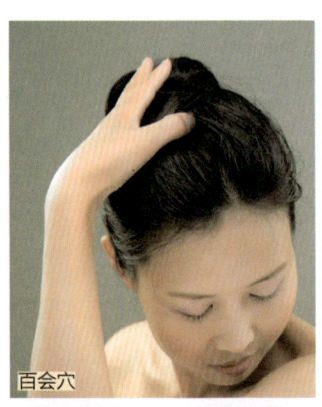
百会穴

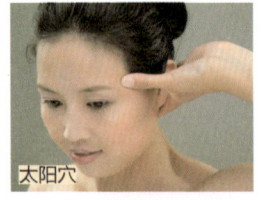
太阳穴

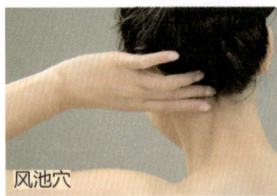
风池穴

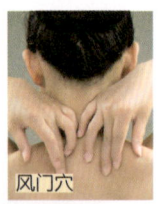
风门穴

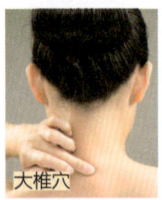
大椎穴

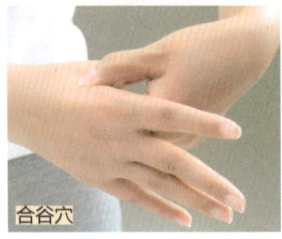
合谷穴

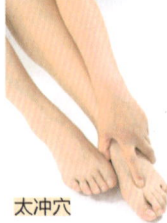
太冲穴

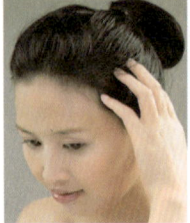

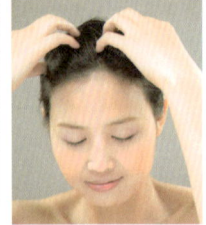

3．揉太阳穴

将拇指贴于太阳穴，双目自然闭合，轻缓平和地揉动。

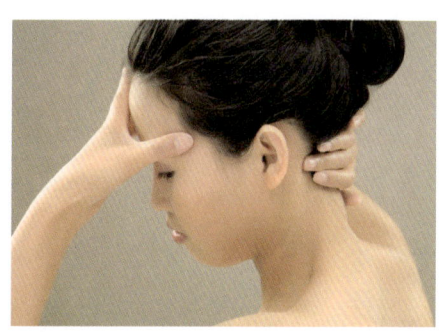

4．搔抓头皮

双手手指自然略分开并屈曲，形如爪，自上而下地搔抓头痛部位。

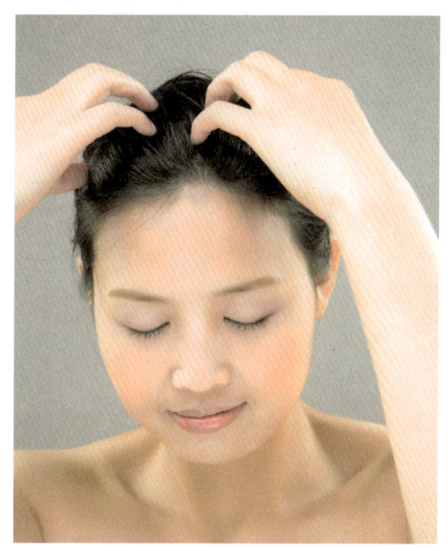

5．掌擦头侧

将五指并拢，全掌由头侧太阳穴处开始，紧贴头部皮肤，擦到风池穴上，反复操作，约1分钟。

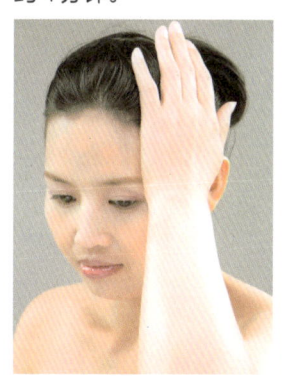 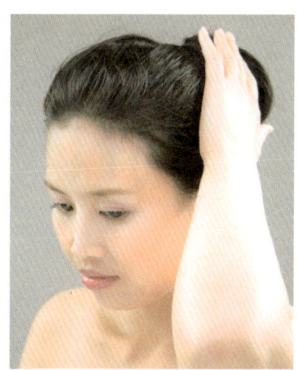 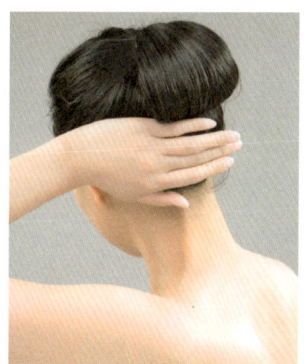

温馨提示

　　活动一下颈部，也可以缓解肌肉的紧张僵硬。下列操作中每项动作可以重复10～15次，每天做2～3遍。

　　预备式：身体保持正直且紧靠背椅，双臂紧贴身体，双手平放在膝盖上。

　　向前耸肩，然后恢复；向上耸肩，然后恢复；顺时针、逆时针旋转颈部；向右、向左转头；向前伸下巴。还可以做一些强化练习，例如平举双臂至胸前、两侧，旋转胳膊等（这需要站着进行练习）。

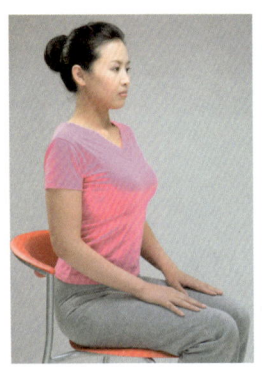 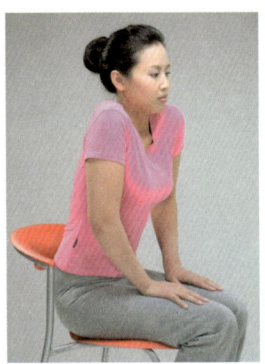 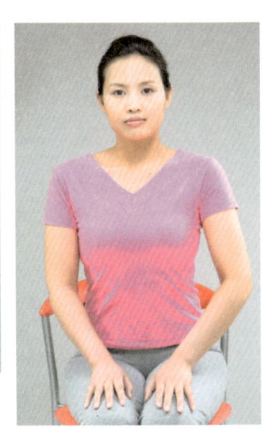

怎样预防紧张性头痛

1．要养成正确的坐姿，即上半身保持颈部直立，两肩自然下垂，上臂贴近身体，手肘弯曲呈90°。操作键盘或鼠标时，尽量使手腕保持水平姿势，手掌中线与前臂中线应保持一直线。下半身腰部挺直，膝盖自然弯曲呈90°，并维持双脚着地的坐姿。

2．办公室勤开窗透气，或是在办公桌上摆放一盆绿色植物。

3．按时休息，使用电脑工作1小时就应休息5～10分钟，做做柔软操或局部按摩。同时养成运动的习惯，针对肩颈、上肢进行拉筋及肌力训练，以增加柔软度及肌力。

4．时刻保持心情愉悦。当有压力时，可以通过听音乐、做运动、跟朋友聊天等，将压力分散，让自己拥有一份轻松快乐的心情。

5．起居作息规律，劳逸结合。

6．饮食要均衡，少食多餐。可以多吃些含钙高、有益骨骼的食物，如牛奶、瘦肉、海产品、蛋等，也可以多吃些富含维生素的食物，如胡萝卜、西红柿、芹菜、西兰花等。而味精、干奶酪、腌制品、酒精、咖啡、巧克力等食物要尽量少吃，少喝咖啡、浓茶、酒等刺激性饮品。

给焦虑一个安全出口

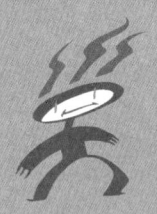

焦虑是城市人群中的高发症状。国外报告，一般人口中，焦虑症发病率为4%左右，占精神科门诊的6%~27%。美国估计正常人群中终身患病几率为5%，发病率为千分之七，常于青年期起病，男女之比为2：3。我们的课题组针对北京20岁到50岁的2000位办公室人群的调查问卷同样发现，1144位受访者选择了这一项，占受访人群的百分比是57.2%。

虚拟世界里的真实魔鬼

连续数小时不停顿地上网聊天、玩游戏等，很容易产生焦虑。通常而言，这种焦虑是一种正常的心理状态，并不是疾病。但长此以往，焦虑的程度及持续时间超过一定限度时，就构成焦虑症状。精神分裂症、强迫性神经症、癔症、器质性意识模糊状态、甲状腺功能亢进等都会出现焦虑症状。目前认为，只有焦虑的原因不明显，焦虑症状很突出而其他症状也不明显时，才诊断为焦虑症。

焦虑症的主要表现有：

1．总是莫名地感到紧张不安和恐惧，如有的人担心亲人出门会发生车祸，其担忧的程度远远超过了实际情况。

2．坐卧不宁、来回走动或者搓手顿足，还可以看见眼睑、面部肌肉或者手指震颤，双眉紧锁。由于长时间处于紧张状态，患者会感到疲乏、头痛或者全身疼痛等。

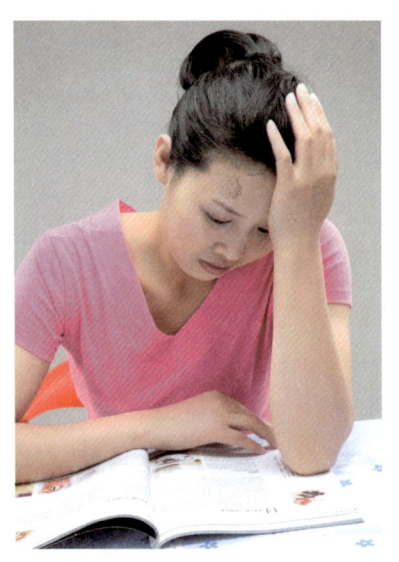

3．出现心悸、气促、窒息感、头晕多汗、吞咽梗阻感、恶心、尿频等现象，男性还会出现阳痿、早泄和性欲缺乏，女性出现月经紊乱和性欲缺乏等症状。

4．过分警觉，对外界刺激出现惊跳反应，注意力很难集中，难以入睡或者容易惊醒。

现在很多人由于过度沉迷于互联网的虚幻空间，久而久之，与现实社会脱节，接受新事物和适应新环境的能力减弱。面对形形色色的现实世界，难免会出现焦虑和恐慌。

焦虑症——可怕的健康杀手

焦虑往往会造成我们情绪上的改变。处于焦虑状态的人，往往不容易控制自己的情绪，这会严重影响我们的社交能力。在处理人际关系上，容易被激怒，容易与他人产生激烈的摩擦。焦虑状态下的人往往不能对当下状况进行准确的判断，容易变得敏感，从而产生比较激进的想法，处理问题比较冲动。焦虑严重者往往还会出现自杀念头。所有这些都会严重降低生活质量。

强烈的焦虑情绪，会使个体的心理出现种种不良表现，比如产生攻击的欲望和行为，自责，逃避社会，注意力不集中，记忆力下降，思路不清晰，做出决定困难等等。经常或周期性地出现焦虑状态，就会形成习惯性焦虑。

焦虑还会影响人们的生理状态。焦虑的人常常失眠，食欲不振，体质下降。还表现为出汗，惊恐，肤色蜡黄或苍白，循环系统易于出现混乱，头发易于变白或大量脱落，衰老加快。

美国一项长达10年的跟踪研究发现：紧张水平比常人高的男性，大约25%的人患上了心脏病，而且他们的死亡率比正常人高23%。这些男性中有24%的人患上一种名叫心房纤维性颤动的疾病，它特别容易使人抽搐和死亡。在这10年中，高度焦虑女性的死亡率比其他人增高了23%。

依靠自己，防治焦虑症

1．加强锻炼，规律作息，广泛社交。

要尽量使自己习惯没有电脑的生活状态，不要过于依赖电脑。平时注意增加体育锻炼，按时休息，并且经常和身边的朋友一起出门散步和聊天。

2．增强自信心。

通过心理暗示不断对自己进行正面强化，经常关注自己的优点，时刻保持微笑，多与自信的人交流等等，都可以增强一个人的自信，从而减轻或消除焦虑。

3．懂得自我反省。

焦虑症患者只知道痛苦、焦虑，却找不到原因。通过自我反省，把潜意识中引起痛苦的事情说出来。适当的情绪倾诉、发泄，可以减轻或消除焦虑，如向朋友诉说、写日记、唱歌、绘画、写书法等等；或者仔细思考一下自己最珍惜的人或事，只要把握住了他们，你还怕什么？

4．默想色彩法和默想音乐法。

默想色彩法：在安静的环境中闭上双眼，想像自己身上不同部位受到红、蓝光线的交替随意的照耀，集中注意自身的感受（以红色光线代表紧张与疼痛，以蓝色光线代表松弛和安宁）。把想像中的光线慢慢地全部转为蓝色，这时就会体验到全身的松弛。

默想音乐法：选择一段柔和、宁静的音乐，闭上眼睛，集中注意力，想像着音乐所展现的优美、柔和、宁静的意境。音乐停止后，自我对比聆听前后的心身状态。如此反复进行，可以减轻或消除焦虑。

怎样治疗"焦虑"

目前,对于焦虑症的治疗,侧重于心理疏导,即进行专业的心理咨询,这种咨询的价格往往十分昂贵,而且需要占用比较长的时间。药物方面,西医有很多种抗焦虑的药物,但是这些药物是针对患有严重心理问题的患者,对于轻度焦虑的人群不一定适用。

中医认为,肝主疏泄,能够调畅情志。脾主思虑,焦虑是一种思虑过度的表现。所以中医治疗焦虑,往往重视肝、脾两脏。疏理肝气、健运脾胃是中医治疗焦虑症的重要思路。

试试腿浴治疗法

腿浴药物:柴胡30克,生栀子30克,木瓜30克,当归30克,川芎30克,白芍30克。

以上药物加水1200毫升左右,煎煮30分钟后,余500～600毫升药液倒入桶中,待温度降至40℃左右时,浸泡双小腿20～30分钟,以后背微微出汗为宜。为了增加药物浓度,提高疗效,可以把药液放入塑料袋内,兑水至2500毫升左右。桶内袋外放入温水,两腿放在塑料袋内浸泡。

按摩穴位,缓解焦虑状态

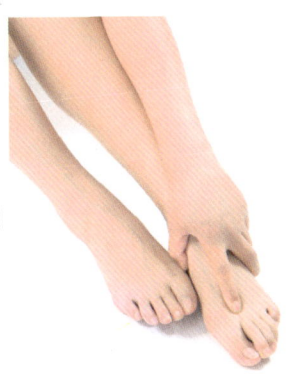

1. 按揉太冲穴

用食指点按太冲穴,适度用力,以酸胀为宜。两侧各点按30次左右,具有疏肝理气的作用。

2. 推肝经

按照足厥阴肝经在腿部的循行路线，用大拇指外侧推按肝经。也可以用空拳叩打肝经，以激发经气，舒筋活血。

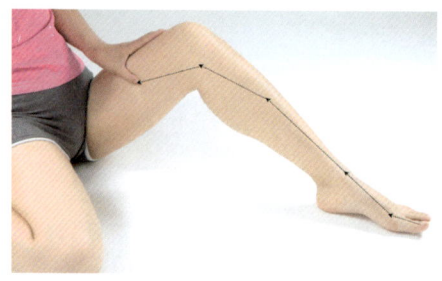

3. 推两胁

用双手在两胁部自外向内推按，20次左右，以局部温暖为宜，具有理气平肝的作用。

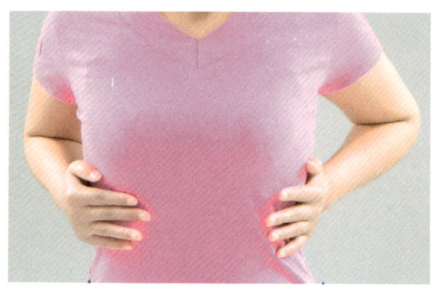 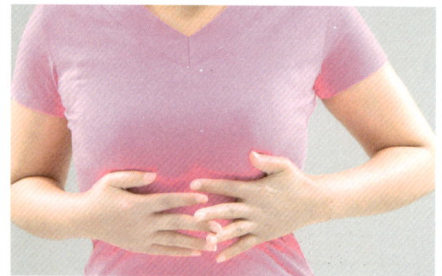

4. 按揉足三里

用拇指点按足三里穴，适当用力按揉0.5～1分钟，以有酸胀感为佳，具有健脾和胃的作用。

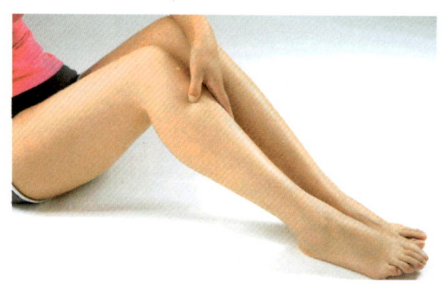

温馨提示

焦虑症的饮食调理，主要采用既能顺气又能化痰的食物，如蔬菜中的竹笋、冬瓜、萝卜、莲藕，水果中的金橘、柚子、西瓜，水产品中的海带、海白菜等。

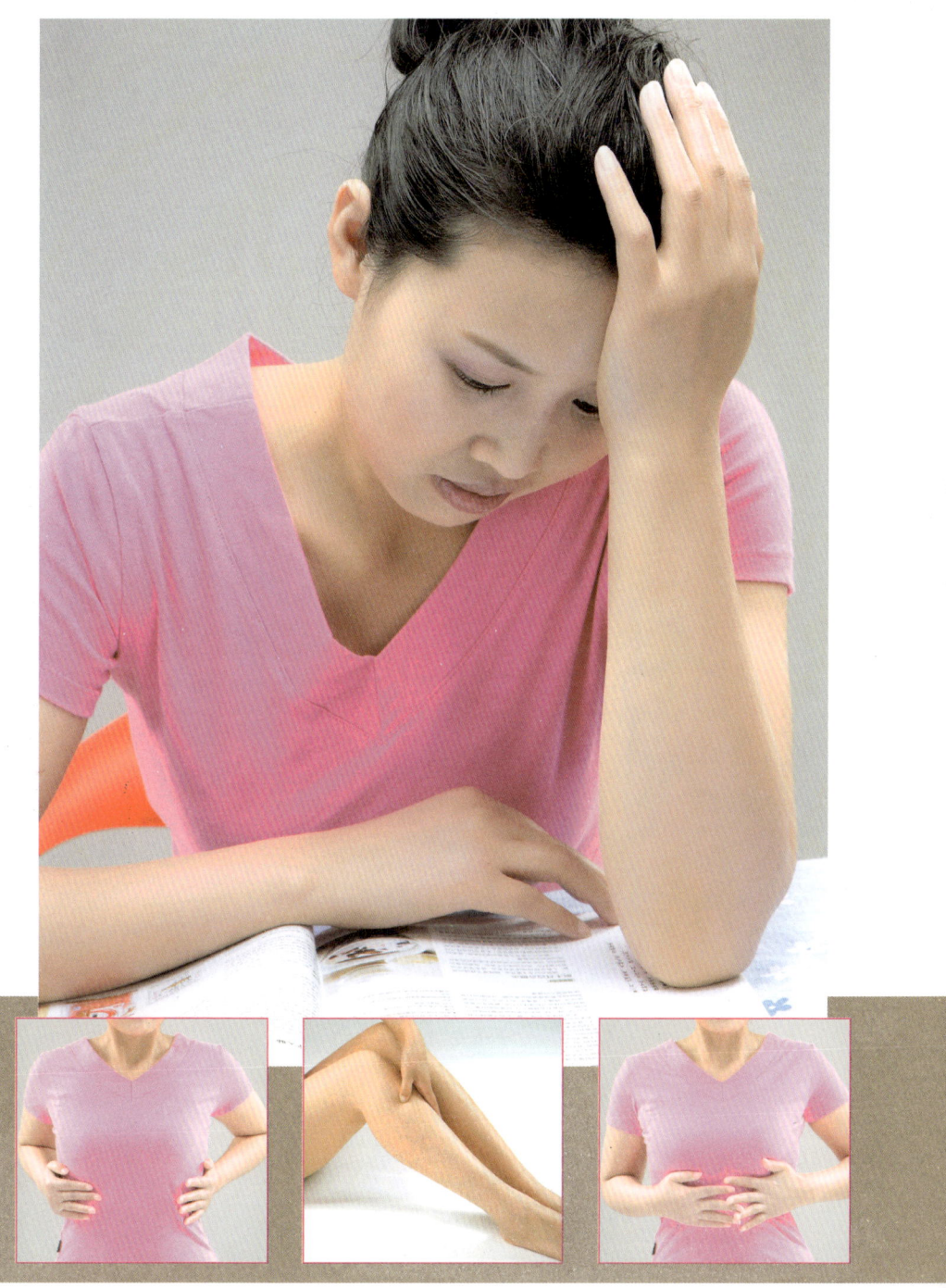

远离肥胖的困扰

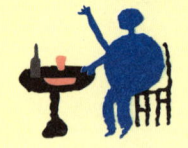

在很长一段时间里,中国人将肥胖视为"发福"、"富态"的象征。但是近年来,随着膳食结构的变化和体力活动的减少,我国超重和肥胖人群明显增加,慢性病的发病率和死亡率迅速上升。据相关报道,我国的肥胖人数已达到10%~15%,且有逐年上升的趋势,特殊群体发病率更高。我们的课题组针对北京20岁到50岁的2000位办公室人群的调查问卷同样发现,704位受访者选择了这一项,占受访人群的百分比是35.2%。

身体长成怎样才算肥胖

肥胖症是一组常见的代谢症状群。当人体进食热量多于消耗热量时，多余热量就会以脂肪形式储存于体内，久而久之演变为肥胖症。正常成年男性脂肪组织重量约占体重的15%~18%，女性约占20%~25%。随着年龄的增长，脂肪所占比例也会相应增加。

肥胖的计算方法有很多，比较常用的方法如下。

1．标准体重法

成人标准体重（千克）=［身高（厘米）-105］×90%（这种方法适用于亚洲地区）

儿童标准体重（千克）=（年龄×2）+8

实际体重/标准体重，大于110%为超重。

实际体重/标准体重，大于129%为肥胖。

2．肥胖度

肥胖度=（实际体重-标准体重）×100%/标准体重

肥胖度正负10%为正常，大于10%为超重，大于20%为肥胖，大于20%~30%为轻度肥胖，大于30%~50%为中度肥胖，大于50%为重度肥胖。

3．体重指数

体重指数(BMI)=体重(千克)/身高(平方米)

一般认为，体重指数在18~24之间属于正常，24~28属于超重，大于28就是肥胖。

电脑族为什么会患上肥胖

研究发现，长期面对电脑屏幕的人，除了活动量减少外，还会刺激食欲而导致过量饮食。由于工作过程中人们精神压力过大，导致体内血糖和激素变化，形成对大脑的刺激，从而使大脑出现"渴望摄取高热量饮食"的错误信号，手边的各种零食也就在不知不觉中消灭掉了。再加上一般上班族的运动量极少，多余的热量不能及时释放，脂肪储存在皮下，从而导致肥胖。

肥胖的人伤不起

1．慢性疾病的始作俑者：肥胖者罹患高血脂症、高血压、冠心病、脑血管病、糖尿病等疾病的比率明显高于正常体重的人，其中心脏病、高血压、糖尿病发病率是正常体重者的3倍，动脉硬化的发病率是正常体重者的2～3倍。

2．癌症的密友：肥胖患者癌症的发病率是正常体重者的2倍。

3．妇科和男科疾病的温床：肥胖的女人常常伴有月经不调、阴道感染等症状，引起很多不便；肥胖的男人常表现为性功能低下、阳痿等。

4．美丽容颜的克星：肥胖会引起内分泌失调、末梢循环减弱，皮肤对外界反应降低，极易患皮炎、湿疹、冻疮、痤疮等；沉重的躯体加重了脊柱、骨盆、下肢的负荷，加上末梢循环的减弱，关节极易产生退行性病变，给爱美人士带来极大的困惑。

怎样治疗肥胖

引起肥胖的原因有很多，如进食过量、体力活动过少、遗传因素、疾病等，我们要懂得对症治疗。在医学上，治疗肥胖常用的方法有中医的针灸、按摩等，西医的外科手术如抽脂、胃旁路手术等，还有心理疗法和服用减肥药等。

采取这些减肥方法时，一定要到正规医院咨询医生，再做决定。

祛湿化痰用腿疗

1. 腿浴治疗肥胖以祛湿化痰为主

腿浴药物：荷叶30克，泽泻30克，生大黄30克，陈皮30克。

以上药物加水1200毫升左右，煎煮30分钟后，大约余500~600毫升药液倒入桶中，温度达42℃以上。小腿浸泡时间超过30分钟，以全身出汗为宜，连续泡1个月。

为了增加药物浓度，提高疗效，可以把药液放入塑料袋内，兑水至2500毫升左右。桶内袋外放入温水，两腿放于塑料袋内浸泡。

2. 按摩穴位

在腿浴之后，再按摩相关的穴位，疗效更加显著。这里向大家推荐3个常用穴位，即丰隆、漏谷、地机。

丰隆穴是足阳明胃经的穴位，位于小腿前外侧，外踝上8寸，条口外，距胫骨前缘两横指。每次按揉10分钟左右。

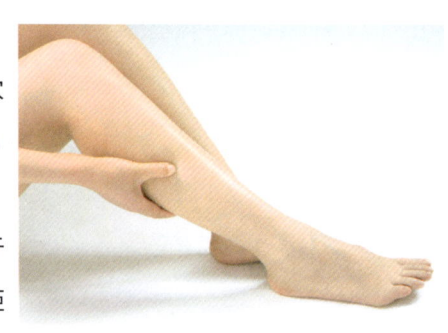

漏谷属于足太阴脾经穴，在小腿内侧，内踝尖与阴陵泉的连线上，距内踝尖6寸，胫骨内侧缘后方。每次按揉5分钟左右。

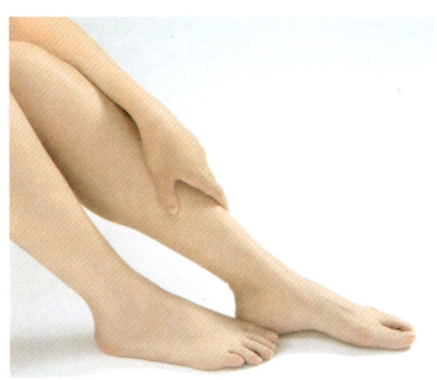

地机穴属于足太阴脾经穴，位于阴陵泉穴下3寸，每次按揉5分钟左右。

经常按揉这3个穴位，可以起到预防肥胖的功效。

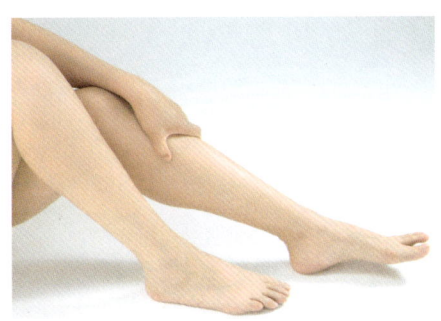

三步按摩法，赶走小肚子

1. 点压法

仰卧，用拇指指尖依次垂直点压上脘、中脘、建里、下脘、天枢、气海、关元7个穴位，使腹壁下降5厘米深后并顺时针旋转30°，每个穴位点压1分钟。

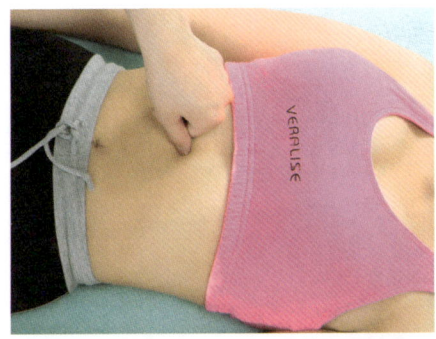

2. 捏提法

拇指与其余四指相对张开并相对用力，捏提一侧腹壁（从髂前上棘前后各5厘米处直上抵肋弓），拇指与其余四指间距为4～5厘米，并向前提起2～3厘米。每分钟30次左右，连续捏提4分钟，另一侧相同。

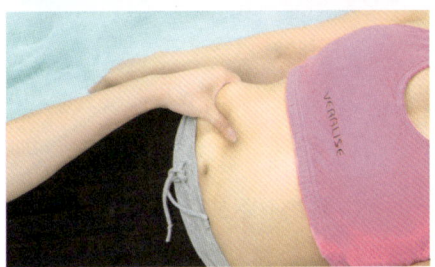

3. 振腹

用掌心劳宫穴对准神阙穴，中指自然放在任脉循行线上，食指、无名指自然放在肾经循行线上，拇指、小指自然放在胃经循行线上，振腹，使腹壁下陷2厘米左右。每分钟400次左右，振15分钟。

以上三步按摩共用30分钟。

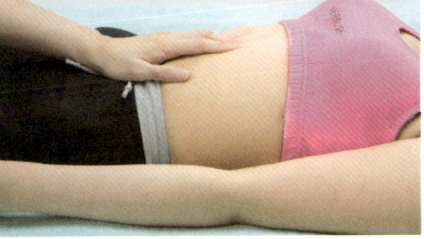

饮食运动助减肥

一、饮食调理

肥胖的人饮食要遵循以下原则。

1．均衡饮食，食物要多样。

2．多选用蒸煮食物，减少煎炸的食物，这也是控制热量至关重要的一点。

3．少吃脂肪多吃蔬菜。平时可以选择低脂的瘦肉，去油去皮，牛羊肉采取炖或者煮的烹饪方式，尽量避免灌肠类肉制品；可以多吃些蔬菜，如叶类、茄类或者有色蔬菜，根茎类蔬菜最好凉拌或者炝炒。

4．每顿饭不能过饱，尤其是晚上，有五六分饱就行。但也不能过分节食，以免对身体产生负面作用。

5．吃饭时提倡细嚼慢咽，使食物与唾液充分混合，有利于营养素的吸收，增强饱腹感，降低进食量。

6．抵制坚果零食的诱惑。坚果类食物如核桃、杏仁、花生等脂肪含量很高，过量食用不利于减肥。可以选择一些热量较低的水果，如橙子、葡萄、猕猴桃、苹果等。

7．平时注意多喝水。

8．学会控制情绪化饮食。当心情不好时，很多人常常会用食物来发泄，这样做对减肥非常不利。

9．晚餐不能过晚，最后一口饭离睡觉时间应在4个小时以上。

二、运动减肥

打球、游泳、爬山等都是很好的运动。但运动一定要持之以恒，才能有疗效。

散步也是一个不错的选择。散步很有讲究，一般是饭后1小时左右开始，走40分钟就可以了。应以快速散步为主，慢速散步为辅（一般来说，100米／分钟的速度是快速散步，60~70米／分钟左右是慢速散步）。如果长期坚持，必然会有意想不到的收获。

三、心理减肥法

1．在餐桌上贴一张自己大腹便便的照片，一边看照片，一边吃饭，使自己正欲狼吞虎咽之时，马上受到厌恶感的刺激，从而抑制食欲。

2．将自己的减肥成果具体化，如体重每减1千克，就往一个空袋子里放1千克的沙子，平时还常提提那个袋子，看看有多重，这可是身上多余的重量，从而坚定信心。

3．通过想像法减肥，如想像一下自己变瘦的样子，或具体描绘一下：自己变瘦后可以穿各式各样漂亮的衣服，想像那种幸福的感觉。

4．当有特别强的饮食欲望时，可以通过喝水、散步等方法来转移注意力，从而达到"拒食"的目的。

久坐不动，下肢静脉曲张

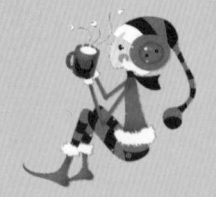

我们的课题组针对北京20岁到50岁的2000位办公室人群的调查问卷同样发现，432位受访者选择了这一项，占受访人群的百分比是21.6%。

久站久坐是下肢静脉的高危因素

长时间站立位或坐位的人群都是罹患下肢静脉曲张的高危人群。这是因为，长时间站立或坐位，小腿肌肉泵的促进静脉回流作用丧失，加上先天性原因、负重、妊娠、肥胖等因素，引起浅部静脉压力增高，静脉血液倒流，使下肢逐渐出现"青筋隆起"。

电脑族久坐的工作习惯，增加了他们下肢静脉曲张的危险。

下肢静脉曲张以大隐静脉曲张多见，多发生在左下肢，不少患者双下肢先后发病。

患者下肢静脉明显迂曲扩张，像蚯蚓一样明显凸出皮肤，呈团状或结节状，站立时更为明显。下肢会出现沉重感，晚上重,早上轻。踝部轻度水肿和足靴区皮肤营养性变化，如色素沉着、脱屑、痒感、皮下组织硬结等。

下肢静脉曲张危害不小

随着病情的进展，静脉曲张的危害渐渐显现。

1．出血：静脉曲张区域的皮肤营养不足，十分脆弱，就很容易导致曲张静脉的破裂，从而引起出血。

2．溃疡：小腿部位营养不良，导致溃疡的发生，这种溃疡可以经久不愈，给日常生活带来严重的影响。

3．静脉血栓形成：部分病人可以在曲张的浅静脉内形成血栓，血栓有可能向上或通过交通静脉蔓延到深静脉，造成深静脉血栓，伴有肺栓塞等危及生命的风险。

4．可见多种并发症：如静脉曲张性湿疹、静脉曲张性静脉炎、淤滞性皮下硬化症等。

> **温馨提示**
>
> 看看你在哪一级？下肢静脉功能不全的临床分级
>
> 0级：无可见或触及的静脉疾病体征。
>
> 1级：有毛细血管扩张、网状静脉、踝部潮红。
>
> 2级：有静脉曲张。
>
> 3级：有水肿。
>
> 4级：有静脉疾病引起的皮肤改变，如色素沉着、湿疹和皮肤硬化等。
>
> 5级：有静脉疾病引起的皮肤改变和已愈合的溃疡。
>
> 6级：有静脉疾病引起的皮肤改变和正发作的溃疡。

用腿疗控制病情

腿浴药物：川牛膝40克，伸筋草40克，红花30克，车前草30克，泽兰30克，木瓜30克。

以上药物加水1200毫升左右，煎煮30分钟后余500~600毫升药液倒入桶中，但水温不能超过38℃，一旦超过，很有可能加重病情。双小腿浸泡20~30分钟，以后背微微出汗为宜。为了增加药物浓度，提高疗效，可以把药液放入塑料袋内，兑水至2500毫升左右。桶内袋外放入温水，两腿放于塑料袋内浸泡。

按摩腿部穴位：

1．穴位：血海、丰隆、三阴交。

2．位置：指尖向上，手指自然分开，手掌扣于髌骨上，拇指处大约就是血海穴。丰隆是足阳明胃经穴位，在小腿前外侧最高处，距胫骨前缘二横指，当外踝尖上小腿中点处。三阴交是足太阴脾经穴位，在小腿内侧，胫骨内侧缘后方，内踝尖上四横指处。

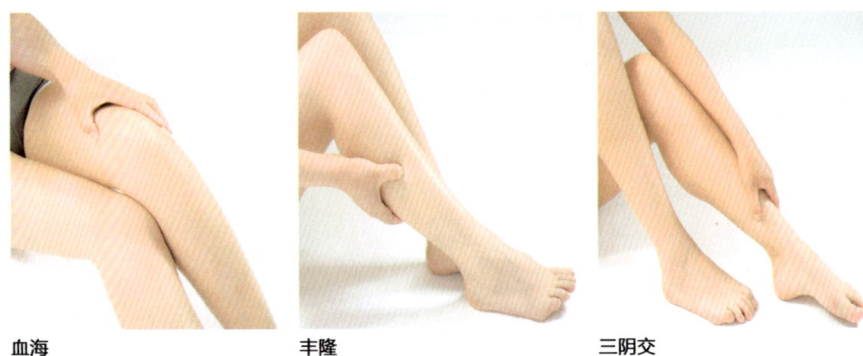

血海　　　　　　　丰隆　　　　　　　三阴交

3．方法：每天晚上睡觉以前，先进行腿浴、绷小腿，然后以拇指按揉血海、丰隆、三阴交各150次，力度以胀痛为宜，节律均匀，大概每分钟50次。

推荐一套自我按摩操

仰坐于椅子上，抬高腿部，大概屈膝120°，将小腿放在椅子前的桌子上。桌面垫以薄被，以防硌伤腿部。

1．中指按揉委中穴

委中穴位置在腘窝中央凹陷处。中指按揉委中穴2分钟，力度以酸胀痛为宜，每分钟50次。

2．对掌捏拿小腿肚

单掌或双掌对掌捏拿小腿肚，从脚后跟到膝依次捏拿，以舒适为度，每分钟捏拿20次，反复捏拿3～5遍。

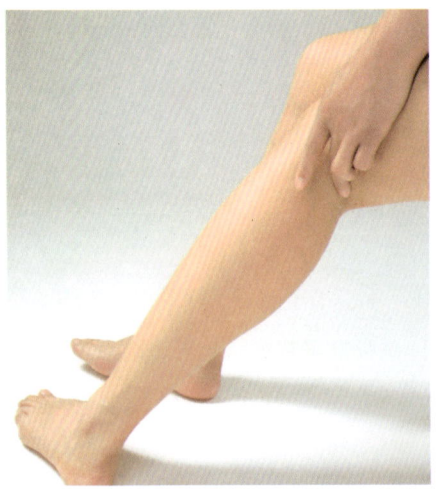
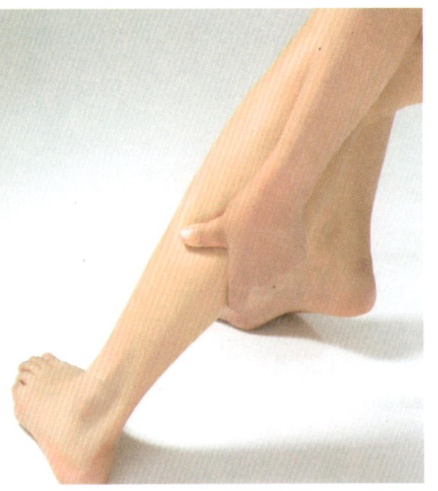

3. 八字分推小腿肚

双掌八字分推小腿肚，由脚后跟到膝依次分推，以舒适为度，每分钟分推15次，反复分推3～5遍。

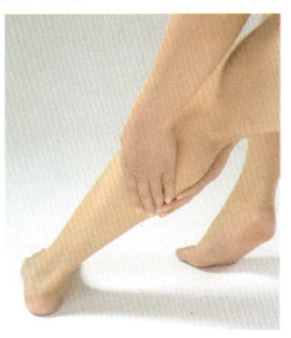 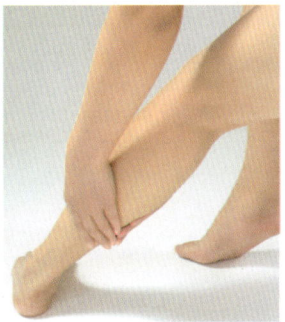 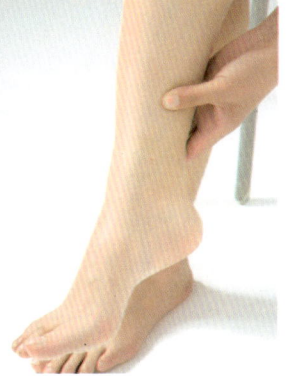

4. 拇指按揉隐静脉

拇指按揉隐静脉，方向由踝至膝，力度以酸胀为宜，反复3～5遍。

5. 掌捋小腿内外侧

以双掌贴于小腿两侧，掌根指腹用力，由踝至膝捋顺，以舒适为度，每分钟捋顺10次，反复捋顺10遍。

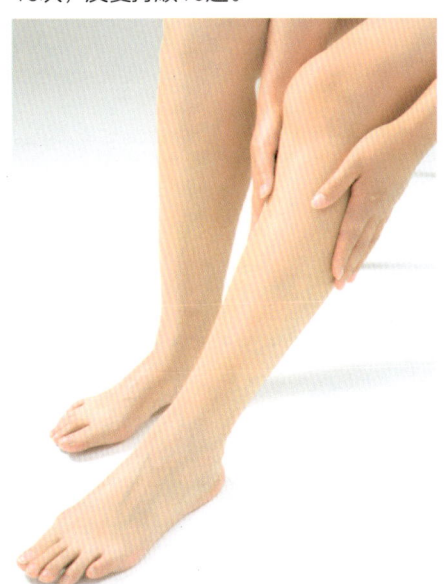 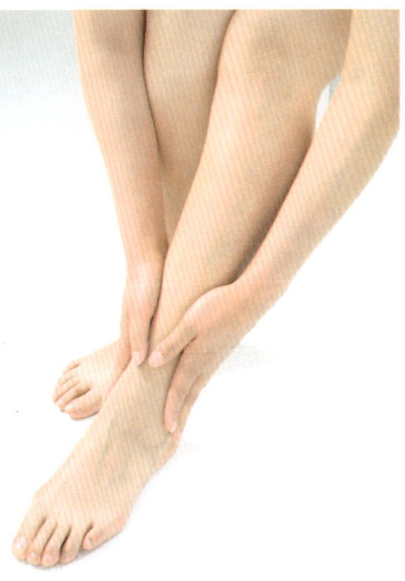

在日常生活中怎样保护下肢

下肢静脉曲张重在预防,日常生活中应多注意以下各方面。

1．避免长时间站立或者坐位。

2．平时多步行:每天坚持两次半小时的行走。走路是预防静脉曲张最好的运动。步行后,抬高腿倒控5分钟更好。每完成一次行走,足底就会像泵一样将血液倒流回去,从而有效防治下肢静脉曲张。

3．间歇性跑步:跑步可以使腿部肌肉活动增强,挤压静脉内的血液,使淤积在下肢静脉的血液,流动更加通畅。每次可慢跑10分钟,步行5分钟,高抬腿倒控5分钟。反复两遍。

4．绷腿:如果不能坚持步行、跑步,可以绷腿。坐位,腿能抬高更好。绷紧小腿的肌肉,用力6~10秒、休息10秒,再用力6~10秒、休息10秒,如此做20~30次收缩训练。每天3~4次。

5．垫腿:晚上睡觉时,将腿垫高约15厘米,帮助静脉血液回流。

6．绑腿:如果已经患有下肢静脉曲张,应该养成每天穿着医用弹力袜、运动腿部1小时的习惯,散步、快走、骑自行车、跑步都可以。在每天起床后,穿上弹力袜,晚上睡觉时再脱下。穿弹力袜时,将双腿举高慢慢套入。

7．少蹲:习惯性便秘者,睡前饮白开水一杯或口服轻泻剂,避免长时间蹲位。

8．饮食:少吃高脂肪和过咸食物,多吃新鲜蔬菜水果,如山楂、油菜、赤小豆、慈姑、红枣、茄子等活血食品,还可选择羊肉、鸡肉等温性食物,以温通经络。

推荐食疗方:黄芪薏米山楂粥:生黄芪30克,生山楂30克,薏米100克,熬粥饮用,可通畅血脉,防止下肢血脉淤积。

温馨提示

下肢静脉曲张调治的常见误区

误区一：静脉曲张单纯热敷即可治愈。

静脉曲张重在预防，可适当热敷，但温度一定不能高于38℃。热敷能导致下肢动脉扩张，血流增加，应同时配合高抬腿、绷小腿，以免加重静脉淤血。

误区二：静脉曲张患者要少活动。

长时间站立是引起下肢静脉曲张的主要诱因，小腿肌肉缺乏活动是引起静脉曲张的另一重要因素。因此从事长时间办公室工作的人，应该科学活动下肢，促进静脉回流。

误区三：静脉曲张就是脉管炎。

血栓闭塞性脉管炎是好发于有长期吸烟史的中年男性的下肢动脉缺血性疾病，晚期病人常因组织缺血坏死而截肢。近年发病率比上世纪明显降低，而静脉曲张病人动脉供血正常，截肢可能性很小。

附录

从头到脚，特别适合电脑族的保健按摩法

一、头部按摩

操作方法：

1. 按揉攒竹、太阳、风池穴

用双手拇指或者食指按揉两侧攒竹穴，以酸胀感最好，约 2 分钟；再用双手拇指或者中指按揉两侧太阳穴，以微微发痛最好，约 2 分钟；最后用双手拇指按揉两侧风池穴，以酸胀感最好，约 2 分钟。

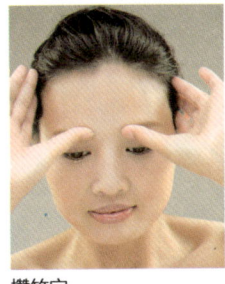
攒竹穴

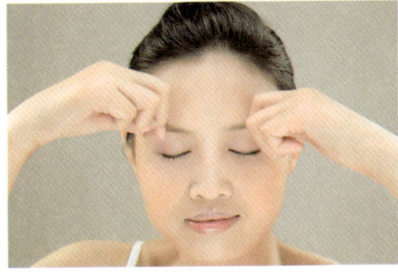
太阳穴

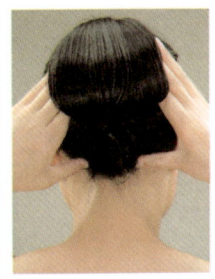
风池穴

2. 五指拿顶

张开五指，从前额开始，到后项部，用力拿头，往返数十次。

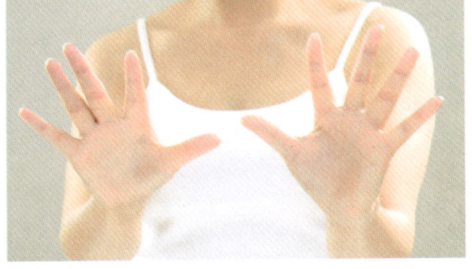

3. 按揉百会、四神聪、头维

用食指、中指两手指分别在百会、四神聪、头维穴处按揉，约 1 分钟。

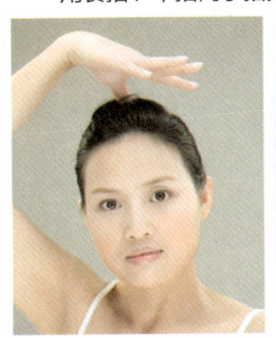
百会穴

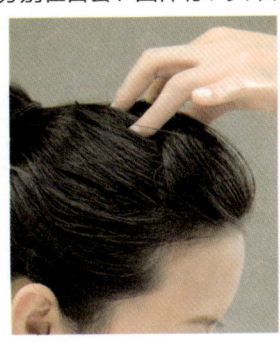
四神聪穴

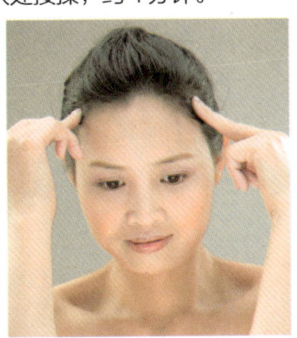
头维穴

4．捏刮眉目

闭上双眼，用两手拇指和食指从印堂穴到丝竹空穴进行对捏，以酸胀感最好，再用拇指按揉太阳穴，食指曲卷，从眉头到眉尾，上下刮抹，有热涨感最好。

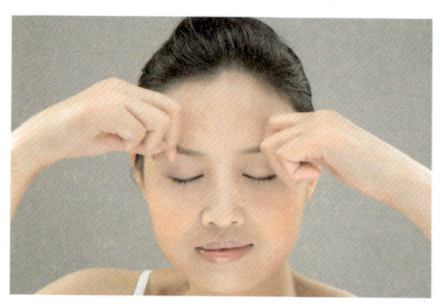

5．提捏鼻翼

食指点按素髎穴（鼻尖），拇指和中指揉捏鼻翼，约1分钟，注意操作时应配合呼吸，不要刻意憋气。

6．掩耳叩头

两手掌将耳朵盖严，拇指和小指不动，其余三只轻轻叩击头部，每次操作10遍。

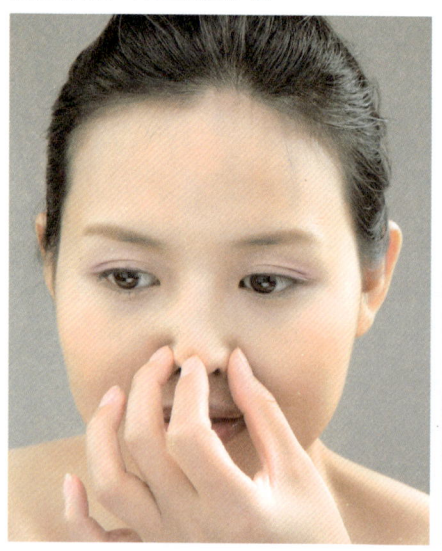
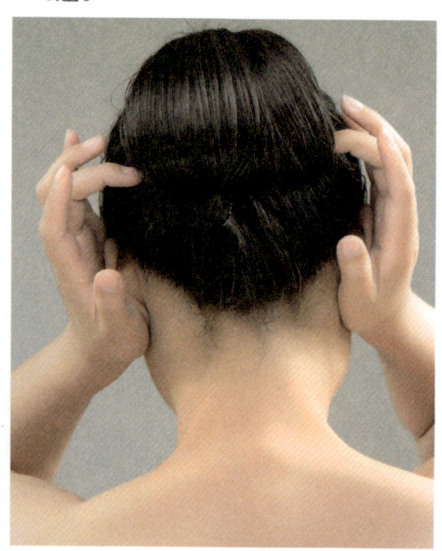

功效：经常做这些按摩有利于缓解头痛、失眠、眼睛模糊、鼻塞、耳朵不适等症状，对头面部具有保健作用。

二、胸腹部按摩

操作方法：

1. 宽胸
双手分别从剑突处，沿肋间隙向两侧顺推，操作30次后，半握拳，轻轻叩击前胸部约30秒。

2. 干擦胸骨
坐位或者仰卧位，用大鱼际紧贴胸骨柄，上下来回擦动，约2分钟。

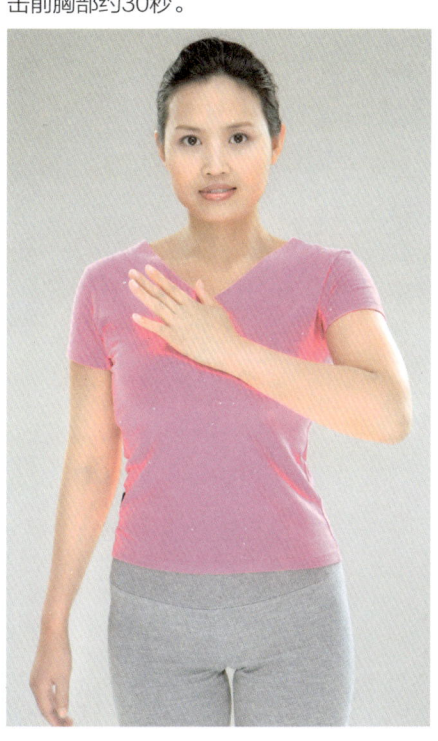
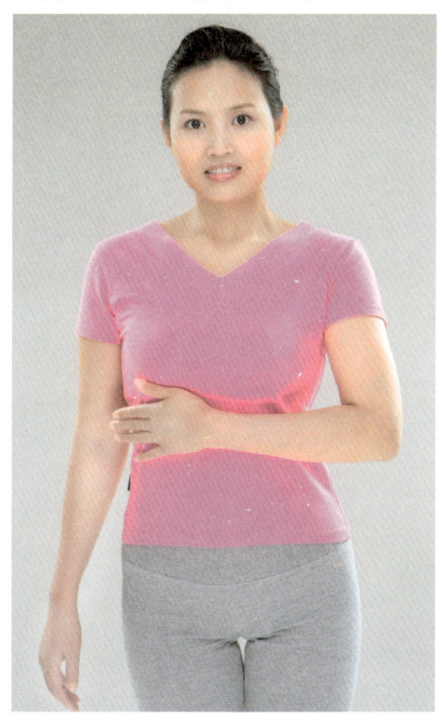

3. 摩动腹部
仰卧位，两手掌相叠，以肚脐为圆心，按顺时针方向摩动，手部压力要大，移动要快，大约2分钟。

功效：经常进行这些操作具有顺气、缓解胸闷等作用。

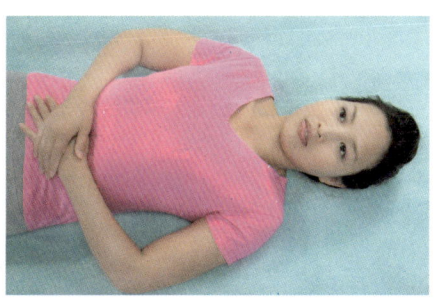

三、背部按摩

下面一系列操作可以找家人帮忙。

操作方法：

1. 点按肩井、大杼、肺俞、心俞、天宗、委中穴

患者俯卧位，家人用拇指分别点按肩井、大杼、肺俞、心俞、天宗、委中穴，每个穴位点按30秒。

功效：经常点按这几个穴位，有利于缓解背部肌肉劳损。

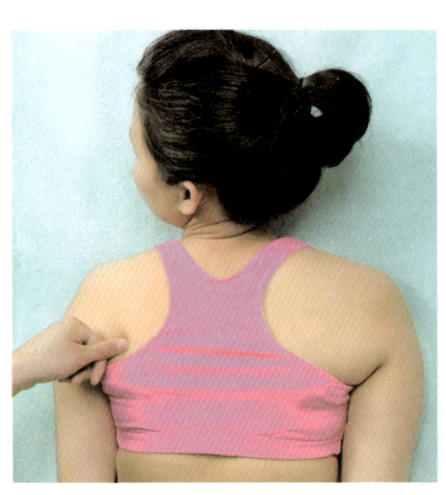

2. 松筋

患者俯卧位，家人按压背部，从双肩胛骨上角开始至腰部，由上到下，自左到右，以能忍受为度，每次5分钟左右。

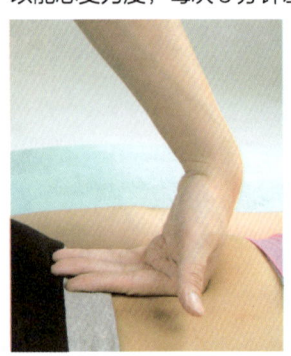 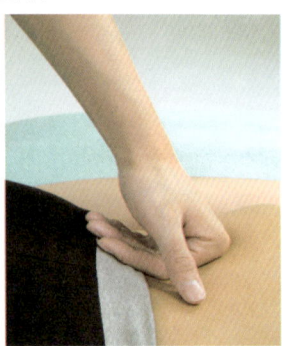

3. 理筋

患者坐位，家人在背部使用肘平推法3～5次，注意不能在棘突上（即背部脊柱突起）平推。操作时间3分钟左右。

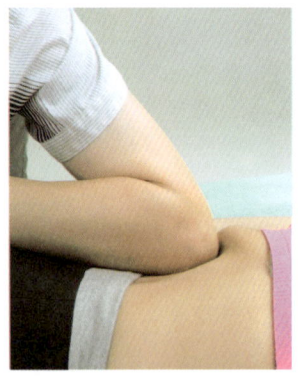

4．结束手法

家人在患者背部由上向下来回直线摩擦，或者由左向右来回直线摩擦，约20次。

功效：经常进行这一系列按摩，可以缓解背部肌肉劳损。

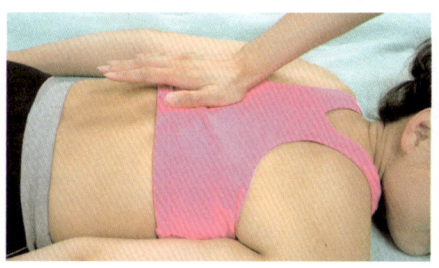
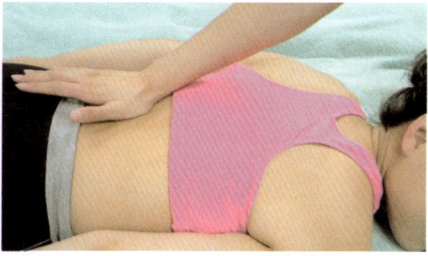

四、手、臂按摩

操作方法：

1．摇动肩关节

先做左弓步，左手叉腰，摇动右肩关节；再做右弓步，右手叉腰，摇动左肩关节。

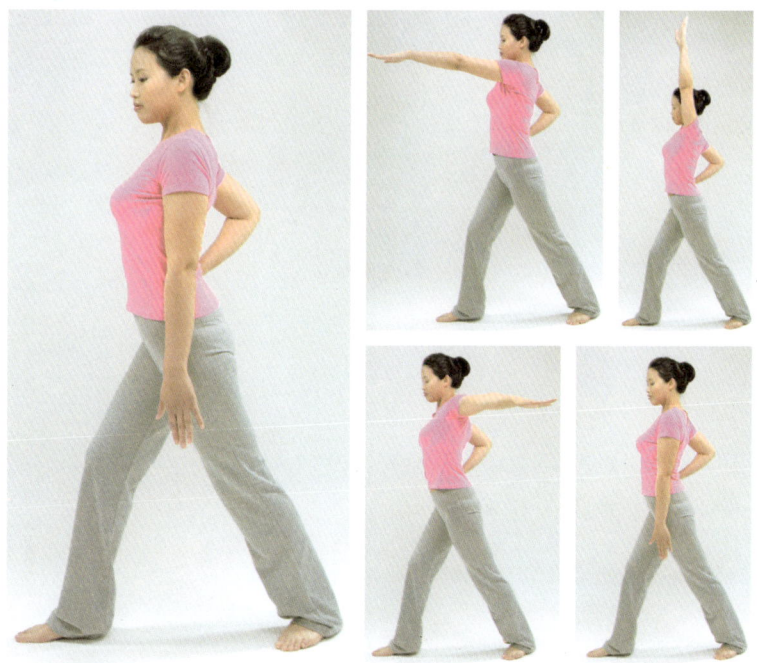

2. 揉手臂

由上向下拿揉手臂的内侧、前侧和外侧，用力沉稳、柔和，反复做5～8遍。

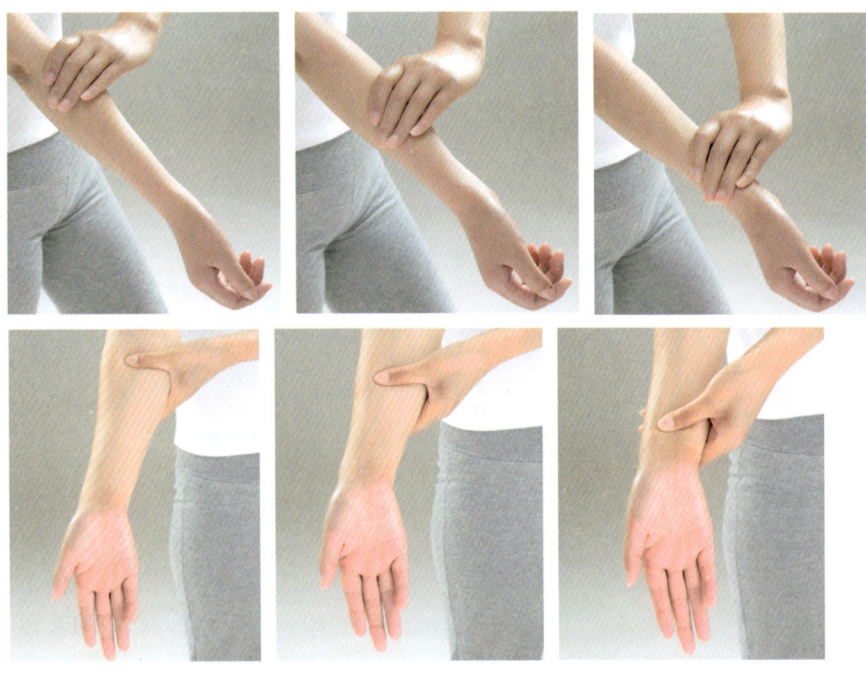

3. 运转腕关节

双手交叉做环旋转动30次左右。

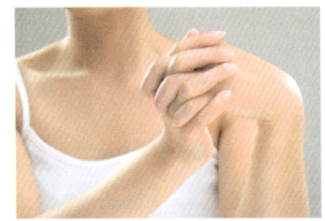
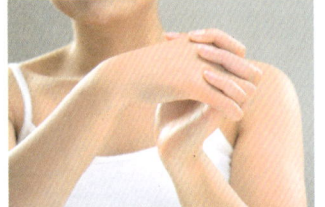

4. 握拳旋转

两手力度由小到大紧紧握拳，停一会儿后，旋转拳头，再伸开手，抖动几次，反复操作数次。

功效：经常做这些练习，对肩周炎、风湿麻痹等具有防治作用。

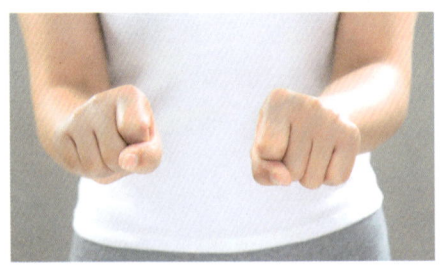

五、腿部按摩

操作方法：

1．揉捏腿部
从上到下揉捏大腿前面、小腿后面，操作 3～5 分钟，用力沉稳、柔和。

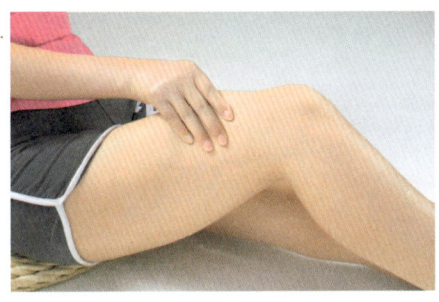
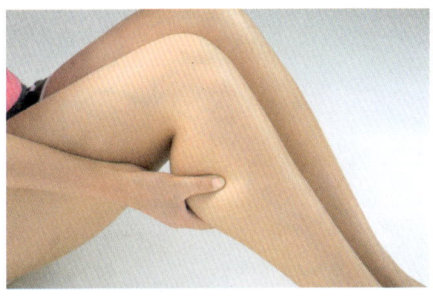

2．叩打腿部
两手半握拳，有节律地从上到下叩击腿部，左右腿各叩打 3～5 遍。

3．掐揉膝部
坐位，双腿伸直，掌根放在鹤顶穴上，五指分开放在膝周，食指和无名自然放在膝眼处。摇腕，指尖用力掐揉，有酸胀感最好。

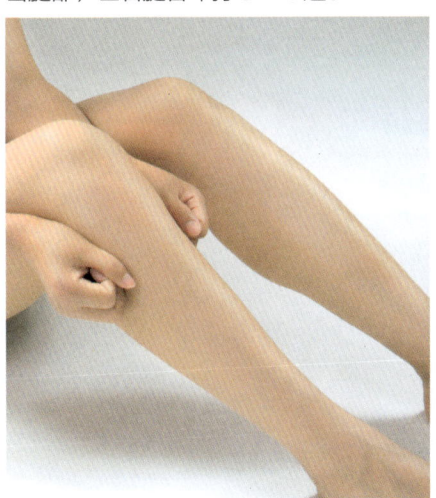
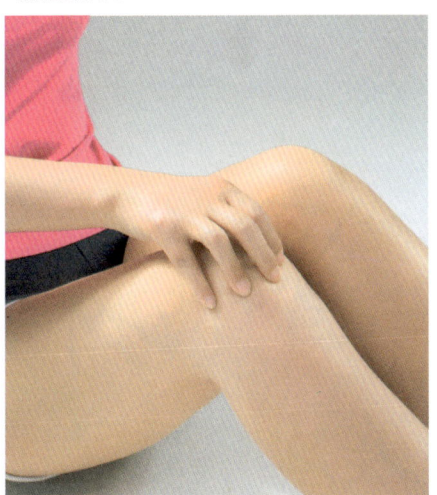

4．捏跟腱

　　坐位或双腿跪式，足尖着地，足跟向上，提捏小腿下段至足跟部，以有酸胀感为宜。

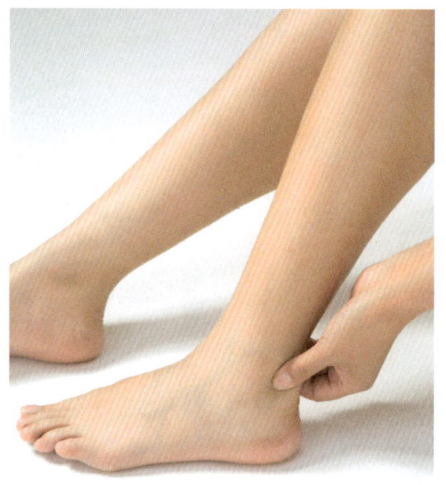

5．按揉涌泉穴

　　用拇指按揉涌泉穴，以有酸胀感为宜,每只脚按揉2～3分钟。

　　功效：经常进行这些练习，可以缓解腿部疲劳，改善末梢血液循环。

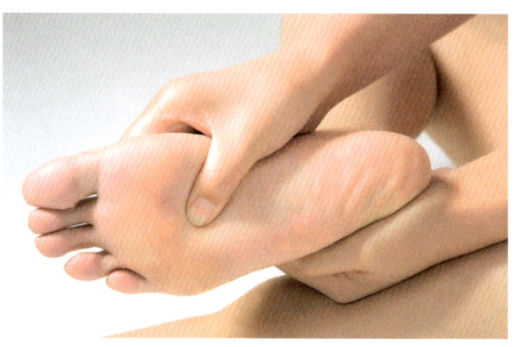

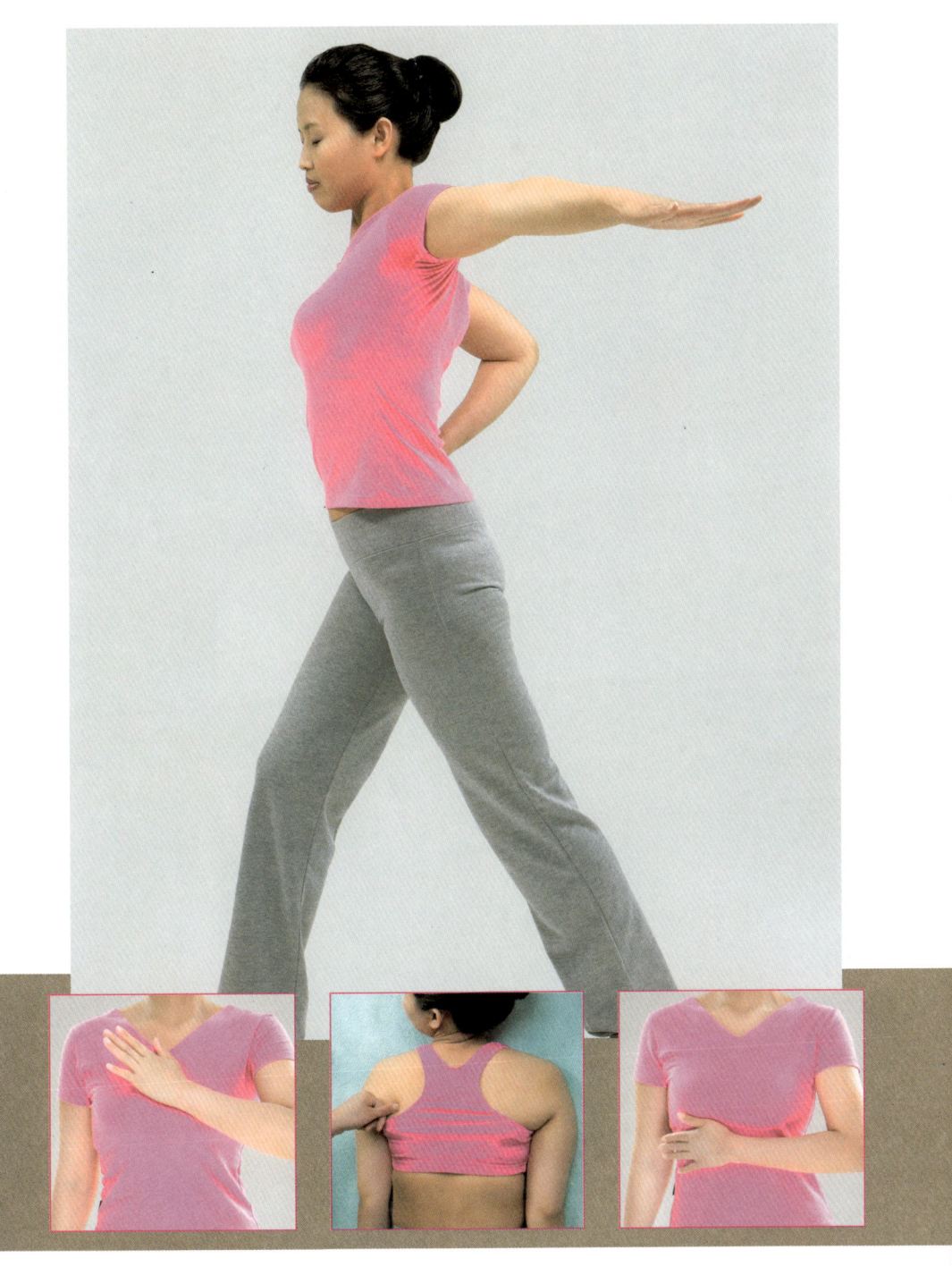